零絕望 給濕疹的情書

著／畫 …… 林芷韻 Natalie Lam

送給正在一個人與濕疹戰鬥的你 ……

送給想要重新愛上自己的你 ……

寫給每一個自信漂亮的人

往年今日，我正在享受轉季的發病期。只因一年間每到換季期，定必是我的過敏症發作的高峰時期。今日，我經歷過讓身體自信健康的重要過程，轉季之間病痛並沒有如常出現，啊，原來濕疹已經不再是我的固有模式了！

還記得十多年前，濕疹還沒有在都市慢性病中普及。小學時得這病就如怪物一樣，班上得皮膚過敏症的同學寥寥可數，可現在呢？濕疹已經登上皮膚過敏症的榜首，幾乎每個人都認識這個頭號惡魔的病徵，現時香港每五個人當中就有一個患上濕疹。在寫書期間，聖誕節的前夕，傳來了一位年輕濕疹病患者自殺身亡的惡耗，那一刻的傷感痛心，令我頓時感到我的分享到底會為多少個受傷絕望的朋友帶來溫暖和希望？……然而，對患者來說，最殘酷的消息是，不論是主流的西方醫學和中藥治療皆對此症未有足夠的把握去根治甚或是束手無策。對於一位嚴重的濕疹患者來說，醫生口中的「不能斷尾」確是令人沮喪絕望的回應……

從嚴重濕疹康復過來後，我的願望是帶希望給曾經或正在體驗於絕路徘徊的朋友。我勇敢面對自己，對自己的心開刀動手術，得到了心靈上的解脫，作為我身體一部份濕疹慢慢消失，就是最有力量的証據！

《零絕望。給濕疹的情書》書畫冊是一本濕疹朋友的心靈雞湯。有不少朋友問我為啥要寫書分享我的康復經歷。我說：因為這部作品不僅是我的個人分享，更是對朋友們戰友們一份深切的祝福。

給濕疹寫情書以表達我對它的愛。它是我身體的一部份，愛它如愛己。「身」與「心」，從來都不能分開。自小學得病以來，我只著重「身」的治療，完全地忽略了「心」的感知。現今網上資訊如此流通發達，要知道如何從「身」方面治療濕疹並不困難，傳統的必數上主流西方醫學，中方醫學至自然療法，民間偏方等應有盡有。可是，「心」的療癒呢？有誰可曾告訴我它有多重要？我真的好幸運。只因一刹那的決心，我嚐到了西藥和

類固醇的毒害，堅決停止使用抑制性的化學治療，踏上艱辛的康復之路，打開了「身」與「心」的連繫，從愛出發，面對濕疹，擁抱濕疹。從此我的生命有了截然不同的體驗，感受過前所未有的情感流動和意識上的衝擊。這是充滿甜酸苦辣的兩個年度，從外面啟發內心，由內在散發到外在的療癒。

一顆堅定的心帶我試驗超過20種治療。我經常被問到哪個方法才是最有效。我真誠回答—只要你堅信，每一個都有效。患上濕疹，被診斷是一輩子的疾病，使不少朋友絕望非常。這一位醫生治不了麼？就下一位吧，如是者，每一次都帶著希望而來，失望而回。苦澀只因困在死胡筒裡走不出來。你可有想過，在選擇給醫生診斷前先為自己診斷？成為自己的醫生，就是比醫生更了解自己的身體狀況。為自己記錄，仔細觀察身與心的回應，跳出來選擇有信心的治療方式，一定可以康復。

有幸地能夠從嚴重的濕疹病症康復過來，除了感恩，還是感恩和感恩！感恩風雨中遇上給予愛與支持的朋友。感謝周博士大力支持。感謝李啟智先生Jeffrey的鼓勵。衷心感激身後一班無論如何地支持我的戰友，感謝在過程中雪中送炭的友人們，更感激家人在我患病時無條件的付出和照顧！

有選擇就有自由。愛自己，為自己創造更多選擇，送上最大的自由。祝福真正的自由快樂充滿你的生命。

相信自己，相信身體強大的自癒能力，擁有新的希望就不再絕望！

作者 林芷韻
Natalie Lam

周兆祥

心靈釋放，疾患功成身退

所有病都是心病，幾乎。

濕疹是此時此地至為普遍的惡疾，此傢伙正是心因致病的經典例子。

把心醫好了，病就不用去醫----它們自會功成身退。

芷韻這個故事是一篇精采的微型史詩：一個平凡的女孩不平凡的長期奮鬥，付出了代價之後有幸換來豐盛的生存智慧。

她驕人的榜樣見證了這個事實：身體藉著病患向我們通消息，警告我們生命急需轉化，否則大難臨頭。等到她的心態變了，思想和生活習慣不同了，生命的意義不再一樣，於是藥物和醫療手段得以發揮作用（或者根本未有，無須醫療干預），康復終告出現。

她說：「前年10月時有幸可以參加你的斷食營，了解綠色和生機飲食，令我從心靈上得到釋放，對我的嚴重濕疹有十分大的幫助！自此之後我沿著

這個方向去治療我的濕疹，現在我康復，真的好想分享我的經驗和心得，令每個濕疹患者都得到希望。」看清楚未？是她先「釋放」了自己的心，改變了信念，然後改變飲食習慣和生活方式，再主動努力尋找適合自己當下的療法，更對自己的選擇和做法伙信心十足，帶著感恩去堅持，還充滿利他精神矢志去幫助同路人，「奇蹟」於是如此這般創造出來了。

阿祥也是過來人，十多年前走過同樣的路，與濕疹共舞經年，所以聽了她娓娓道來康復的經歷，難怪感同身受，讀得過癮。

不用說，此書將會成為不少人苦海中的救生圈，感謝你，芷韻，你功德無量，加油！讓我們一起感謝她和她那位老師----濕疹吧。

2016，野鴿居

李啟智 Jeffrey

序

感恩Natalie是個樂觀的人

感恩她是個勇敢的人

感恩年前她接受了我的邀請，探索自我，蛻變成長，實踐貢獻

感恩在她受磨練，建立領袖特質，向著夢想出發的過程中，速成了這本書的出現

因為工作的原故，我是每天也接觸慢性疾病的病人，有些是消極地面對，有些是樂觀地面對疾病。至於Natalie，從書名也看得出，她是「浪漫」地面對！

濕疹，不是急性病，服一兩劑藥或進行個手術就能解決的問題。濕疹就如大部份的慢性疾病，是長期的抗戰。生活習慣是要改善的，飲食習慣是要改善的，但最重要的，仍然是情緒上的調節。我能夠幫助她的，只能是在

提供一個營養方案給她改善體質的層面，而怎樣完全地接納自己，怎樣去維持積極樂觀的心態面對問題，與問題「拍拖」，則很靠她的意志！

人生的最終要求，莫過於擁有健康，平安和喜樂，實現理想，貢獻 世界，這樣就對得起造物主了！

感恩Natalie願意把正能量發放
感恩Natalie的貢獻

願這傑作祝福所有被疾病困擾的人
願這傑作祝福所有悲觀消極的人
願這傑作祝福所有失落了夢想的人

香港營養師學會 副會長
Jeffrey Lee

送給願意打開心扉的你

一場「心」與「身」的角力

我一年四季都會用凍水洗手，沖涼都只會用暖水，因為我是個濕疹病患者，乾燥皮膚會令我病情加劇。

我亦是從事髮型事業的髮型設計師，長年因接觸化學物質和熱水令病情一直纏繞，只因對髮型的熱愛令我堅持與濕疹同行。

三年前的一天因生活變化，毅然跑步，幾年間這個興趣令我困擾多年的病不藥而癒，跑步令我消除生活巨大的壓力，排汗亦令我皮膚有害物質排走，心理與生理上調整令我與濕疹的關係亦漸漸疏遠。

我從沒有恨我患上這個病，反而感恩它証明我對我工作的熱情如堅定。

Kenny的悄悄話

我和世界不一樣

在我十四歲那天開始，我不再相信任何人跟我說：「我喜歡你」那是因為我認定了這個人一定正在取笑我什麼的，可能是我班點滿身，紅色皮膚或是

粗糙的脖子。我是一名濕疹病患者，每次病起我都對著鏡子問「為何我會這樣子」同樣第二天的早上，也問著同一個問題，回到學校，同學繼續取笑自己，這痛苦比皮膚病所帶來的痛楚來得透切。也許一個好問題比大 道理更有幫助，有次我病發嚴重，要立即送院，每天打上抗生素針，病情照舊，樣子更難看，對著鏡子的我，決定把問題轉轉問「我還要繼續這樣子嗎？」那天開始，我知道，我戰勝了它，換句話說，我和這病共存了。

經歷濕疹十多年，康復有多，大小醫術也體驗多少，但作為濕疹「用家」來說，心境的轉換比任何的藥物來得有效，今天我對著鏡子會說的是「我喜歡你」。拿出勇氣去面對自己，便能踏前一步面對世界。

Lincoln的悄悄話

我由十歲起深受濕疹之苦十餘年，此疾一直影響我自生活起居、學業、工作等。 多年來我訪尋不同名醫，嘗遍各種醫法， 包括傳統西醫、 中醫、自然療法等。這十年來所尋的醫師不下五十人，惜無一能控制我的病情，以致一直情緒低落，甚至曾經有過尋死之心。

幸好往後因朋友介紹下得知某獨特治療方法，在多番苦尋良法不果後，此法竟令我的痕癢皮膚即晚止癢；紅腫皮膚在翌日馬上消腫；發炎含膿的皮膚更停止出水！

現在皮膚比之前康服了八成，能夠讓正常人生活已心存感恩。期望各位能夠透過此書，明白濕疹人士之苦，並多關懷及關心他們的身心，因為濕疹此病真的能讓人求生不得，求死不能。

Edmond的悄悄話

濕疹的痛苦之處只有親身經歷過的人才會知　多謝Natalie分享她的感受和經歷 令我知道不同的方法及更多信心去面對！

Kb的悄悄話

去年得知好友Natalie出書的消息，我表示十二萬分支持。我也是自小受到濕疹困擾，十分明白這種病為患者帶來的痛苦是難以言喻的。痕癢難耐、影響睡眠、外觀不雅等等的問題都會讓患者意志消沈，所以除了治療外，身邊人的支持也非常重要。Natalie這本書相信會成為許多濕疹或皮膚病患的心靈雞湯，支持病人度過難關。如果你也有濕疹或過敏問題，你也許曾經失望，但請不要絕望，因為我們都與你並肩而行。共勉之。

Cherrie的悄悄話

濕疹……對於一個正常人來說，是很難感受到那種無奈的皮肉之苦！很多一般人很容易做的事情，對於我們來說，也是一件極困難，甚至沒可能做到的！好像只是一般女孩般，可以穿美麗的短裙，也只是一個夢想，遙遙無期，只有期待！但我相信濕疹患者，那份執著的堅持，總會有晴天的一日到來！

Maggie的悄悄話

目錄 | Contents

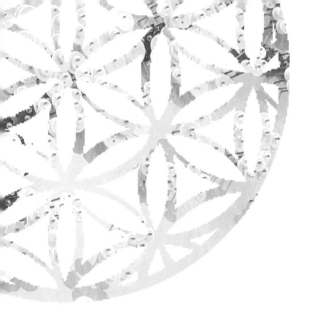

第一書

我得了⋯⋯濕疹？

第一書

我得了……濕疹？

一位濕疹的小學生

　　濕疹到底是什麼？是皮膚紅腫的過敏症嗎？是使皮膚乾燥脫落的怪病嗎？是導致含膿流液的的痛症嗎？等等，以上的對我來說皆不是正確的答案，在我的意識層面中，濕疹既是使我又痕又痛的恐懼，亦是我對觸感盲目的陰影。

　　與那些自小就患有濕疹的孩童來說，也許我真的是比較幸運的一群。小確幸，我沒有經歷過濕疹嬰兒的痛苦時代。然而，從小就是過敏體質的我，因貪玩而感染金黃葡萄球菌的次數可不少。聽我媽媽的轉述，有一次我更嚴重得在生死邊緣，可想而知，擁有過敏體質的我，讓濕疹找上我絕對不困難。要 說真正患上此疾的時間，便 是我在英國遊學會港之後的夏天。十多年前香港的夏季平均只有二十七至二十八度左右，但又熱又潮濕的天氣的確是很惱人。我的肌膚屬偏向乾性的敏感肌，媽媽從小就教導我女孩子要懂得保養和護膚，

2000 夏	/與濕疹邂逅/ 患上濕疹
2014 夏	好轉反應期 第1次爆發
冬	休眠期
2015 夏	反彈期 第2次爆發
冬	適應期
2016 春	/擁抱濕疹/ 康復

將來才不致需要豪花一大筆金錢在容貌上。因此我的皮膚可稱得上雪白中帶光澤，是我引以為傲的地方。當時我可沒有想像過我的濕疹竟發生在面上和脖子附近等經常暴露在外的位置，最不可思議的是，當時的濕疹並沒有如現代普及，醫生中最常用的術語稱之為異位性皮炎。對於一名小學孩童來說什麼皮炎也好，濕疹也好，總之這一切的毛病都令我十分煩厭！試想想，原本雪白無暇的肌膚上長了一片一片紅腫的疹子在額頭上，疹子之中有部分含膿，分泌油脂，表面非常乾燥更不斷脫皮，這是鍾無艷的胎印嗎？只要在悶熱的天氣，夏日猛烈的陽光下稍為動一下，我就汗流夾背，面上流著一滴滴汗珠，此時，我心裏真的好難受。只要是汗水流過的紅腫患處就會又痛又痕癢，手一抓便抓個不停，直到皮膚破損流血才心息。若有天有幸不用到戶外暴曬於陽光中，我都不能掉以輕心--乾燥龜裂的怪物，只要我輕抓額頭上的患處，便滿地雪花，一堆一堆的皮屑在我眼前輕柔地落下，唯有我才可一年到晚都能欣賞下雪的美景。

自此以後，我再沒有抬起頭過日子，我特地為此疾修剪齊了瀏海，以遮蓋不知何時會泛紅乾燥的皮炎處。每天在操場排隊時更使我渾身不自在，我不能平靜心上多處痕癢的地方，我既要保持筆直的平胸站姿，又要忍受周圍的眼光，我簡直想逃跑。我好想可以在這個時候找一位同病相憐的伙伴結半渡過受皮肉之苦的日子，可恨的是，莫說是濕疹就連皮膚過敏的病患也少得很。這段時間我一邊保持堅強的心態，面上帶著笑容以渡過受濕疹之苦的日子。每次與同學們的交流，眼神接觸時，我總帶一絲的怯懦。當對方望著我的面孔時，我的本能反應是懷疑和緊張，眼睛離不開去望過我那紅腫的額頭，然後在我的發現以後會四目交投的剎那，我便漸漸對自己失去了信心。同學間的嘻嘻哈哈雖然溫暖，卻比不上我渴望抽離於群體的心情，真是矛盾極了。

途人的目光，同學間的嬉笑，成為了我每天的焦點。到底為什麼只有我患病？何解其他人沒有這種經歷呢？我真的是怪物嗎？

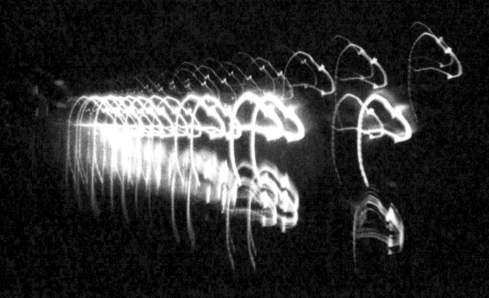

You are something far greater
than you could ever
IMAGINE.

為什麼……是我？

眼見同學們可以在操長上東奔西跑，心裡確是有點酸微微的。同學們拿著球拍，興高采烈地跑到空曠處就玩起羽毛球來，那邊廂也有三幾個同學跳繩，再看看另一邊，一群同學們在你追我逐，童真也是青春吧。可是我真的不明白，也不想明白，為什麼你們可以這樣自由地決定當下的活動？為什麼你們可以這樣隨性？每次只能看著別人與陽光嬉戲，流下青春的汗水，而我呢，只要是在烈日下進行的活動，我寧可選擇惋拒別人熱情的邀請，也不要因流下一滴汗弄得渾身發麻痕癢，一整天都在顫抖著。然而這種情況最常於夏季發生，所以只要夏天將至，我莫名的自卑感和恐懼就會頻繁地出現，很可笑吧！每 次自卑情緒在心裡萌芽時，腦海中的十萬個為什麼就不停地回響，伴隨著不甘心和抱怨的感受，我的小學濕疹生涯就劃上了句號。作為一名品學兼優的小學生，我亦是課外活動之王，我喜愛唱歌藝術，也會學習會話和交流計劃。只是，濕疹的煎熬成為了我生活的焦點，只要它尚存，我永遠都只可以望住此疾帶的限制來活，它就是我的價值。

身邊好多朋友都非常期待夏天的來臨。夏天將至意味著一年一度的暑假也將到來，朋友們熱烈討論放假的娛樂節目，踏單車海灘派對跳舞等，真的好吸引！可我呢？別跟我開玩笑 吧，我真渴望香港終日都處於秋冬季節，既乾爽又舒適，重點是不易使我流汗，濕疹的影響便大大減低了。我從來都不會因夏天的長假而愛上夏天，相反，令我可以安然舒服地渡過秋冬季才是我杯茶。如此消極的信念陪伴我渡過了十餘年的學習生涯，讓我待在舒適圈中掙扎求存，傷心失落似乎已經不再新鮮，我想，我一輩子也要這樣營營役役地過吧。

千萬別對我說那些沒意義的話，好像 「別放棄」， 「世上一定有更好的方法， 更優秀的醫生可以令我康復的」……等等的所謂鼓勵，聽起來只不過是沒有經過思考的虛情假意。濕疹的出現，除了我的痛楚外，也為家人帶來困擾。自從患病以後，我和媽媽的生活都突然變充實了，整年都東卒西走地探訪不同的名醫師包括西醫的皮膚專科，也有當時未被廣泛接納的名

中醫師。印象中尤其深刻的有一位皮膚專科的醫生在中環的寫字樓註診。我每星期拜訪他兩次或以上，當年每次診金超過六百元，他配給我的是沒有類固醇成分的膏藥，因類固醇是媽媽堅持拒絕使用的。我對他記憶如此真實，並不是因為他特別帥，而是他每次都回答我：塗上藥膏依時吃藥就會好多了，可是診症超過十次後，不但沒有明顯好轉，就連媽媽也得放棄原則，讓我試用類固醇。我開始感受到絕望的人生，預見到往後只能被病魔纏繞的生活有多乏味！

我沒有夏天－成長吧中學生

樂天的濕疹女孩要升上中學了，我是小學校內數一數二能跨區升中的學生之一。新地區新環境新的風格和作風，跳出新界到九龍升學，在新學期開始時，我抱著興奮又刺激的的心情，腦海有無窮無盡的幻想，真是充滿希望和色彩的新鮮感。新環境的刺激使我對未來的路有著新的憧憬，我期待著生活上的大轉變可以讓慣有的自卑和恐懼一掃而空--聽說轉換環境能改變舊有的模式，當然包括我那嚴重的濕疹。我結識新朋友，了解新的學習環境，就像一切都重生過來，我塑造一個新的自己，在新相識中展現截然不同的形象，彷彿由零開始漸漸地融入新的群體。

我一向是朋友眼中的開心果，在同學間的人緣真不錯，加上大家都是女校的新丁，同一個班級之間的話題很多，樂子也不缺。可惜，唯一使我卻步的，竟然是愛比較的風氣。除男性職員教師外，整個校園都是女性！女孩子就愛漂亮愛打扮，青春期的女孩子更不在話下，校園的花邊新聞多偶像也一樣多。試問在一羣亮麗的同學中，我又豈能罷脫互相比較的抗拒呢？

雖然我從沒有說出心底裡一直介意自己外表的事，可是我一直催眠自己想要變漂亮的渴望，在朋友們面前總是一副很男子氣的樣子，終於我成功塑造大家姐的形象，在班中，只要是有需要幫忙的事，我都會被邀請。另類的新形象，是我堅強的源頭。

為何說我沒有夏天呢？患上濕疹後的小學時光，在我印象中的夏天都是令人討厭的。我的病況自那時起就沒有起色，每次夏天來臨更是雪上加霜，痛苦非常。夏天的送給我的禮物，莫過於學習如何成為一個堅強女孩，磨練成就自己變得更正面強大。香港濕熱的氣候，加上整個背部，手肘和脖子發炎潰爛的痛楚，當時我感覺到洗澡比一步登天更難。每一年的暑假我都避開朋友圈中的戶外活動，沒有權利與陽光玩遊戲。夏日時光就如我沉澱期，只要撐得過四個月，定必苦盡甘來，享受秋高氣爽的時期。

濕疹的爆發期直接影響了學習表現，睡眠總是奢侈品，哪天晚上能不痛不

癢睡個天光，就是充滿恩典的一天。有時候皮膚潰爛得不宜外出的程度，只好申請病假，休息幾天。不知道經歷了多少個這樣的日子，事實上另一個我鍛練堅強的原因，就是家裡最憂心的媽媽。每次我因濕疹而出狀況時，媽媽是最著緊的一個，她甚至比我還要緊張擔心，她那痛心的樣子，到現在還是歷歷在目。那個表情使我不忍心表現患病的痛苦，不敢於表達我的傷痛，想到別人竟比我更傷感時，我那有理由膽怯懦弱？自此，我不再溝通自己的感覺，壓抑生理上的痛楚，催眠自己讓苦澀變得正常不過……我對痛已經盲目了。

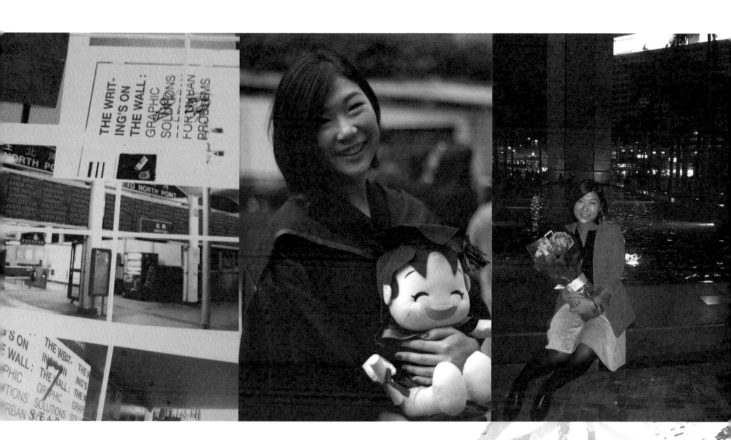

2013年建築學士學位畢業

以建築為傲

中學生涯是我的成長課中十分重要的階段。我找到了自己的興趣，唱歌和設計均是我的熱情所在。幸運地我在以上範疇內皆曾擔當要職，對將來前途有極大信心。果然，我進入了建築設計系，我欣賞建築的哲學和實在的設計，在本地的前途更是一片光明。然而，就讀建築設計的最大特色是不眠不休的工作和日夜癲倒的生活模式，只有進入了這個學系，才會明白這是無一幸免的魔咒。作為嚴重濕疹的病人，我十分清楚如此放縱的生活模式簡直是在摧毀自己的生命。不過，為了一個學士學位，無可限量的光明前途，我放手選擇放手一博，燃燒自己的健康青春。經過無數個通宵達旦的晚上，終於，我的身體發出　第一次對抗--生蛇。那是一次深刻的體驗，就在生日的前夕，我要進院檢查，混雜了濕疹的損傷，半邊身的潰爛痛得我要命。回家後我帶著疲憊坐在電腦面前，日以繼夜地完成第二天的小組分享的簡報，心裡再次出現十萬個為什麼，原來，我真的好辛苦好想哭。真感謝當時身邊的依靠，讓我有空間訴苦，才不致崩潰。

畢竟，我熱愛建築設計的程度，足以打敗濕疹病魔。完成四年的學位課程，投身建築行業，形象專業且前景美好，我憧憬的高尚世界，原來在工作後方知是惡夢的開始。

身為建築系畢業的大學生，事業的道路乍看已成定局。談人生規劃？恐怕還論不到我吧。要數四年大學生涯中的傑作除那堆賭上健康換來的設計方案外，還有我一直努力經營的網上時裝店。我心知肚明，畢業後要找一份建築設計室的工作，努力一年就擁有升讀博士學位的進修資格，順利完成博士學位後再多拼個一至二年，邊工作邊考取香港建築師資格，前途無限，生活應無憂。唯心裡有另一個聲音呼叫著我，勸我繼續經營網上時裝事業。說到底我是一個不折不扣的工作狂，心裡蠢蠢欲動，好想試試去闖另一番事業，終於，畢業後的兩個月，我在銅鑼灣開設了人生第一間樓上時裝店，一邊在設計室工作，一邊打理我的心血。

我萬萬沒有想到，原來內心對建築工作的對抗和積累的壓力拖垮了身心。

就在此際，濕疹再度爆發，是考驗是磨練，還是保護了我？

Black Glass Heart

黑。玻璃心

在充滿光輝閃耀的心房是一顆玻璃心，一顆像

海棉般吸收了外面灰暗脆弱的心，卻散發著樂

觀正面的光芒……每一舉動都是艱苦的結晶

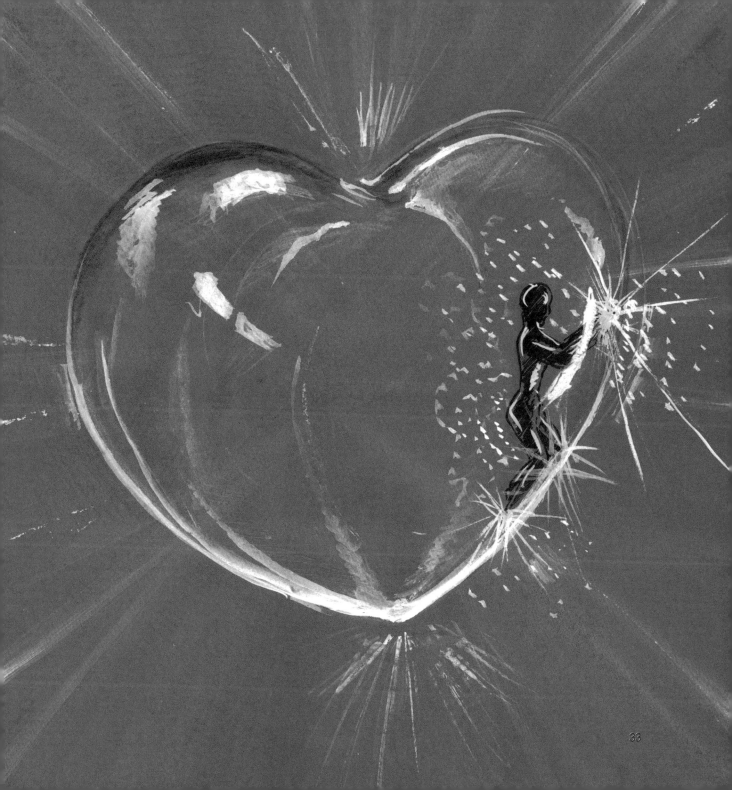

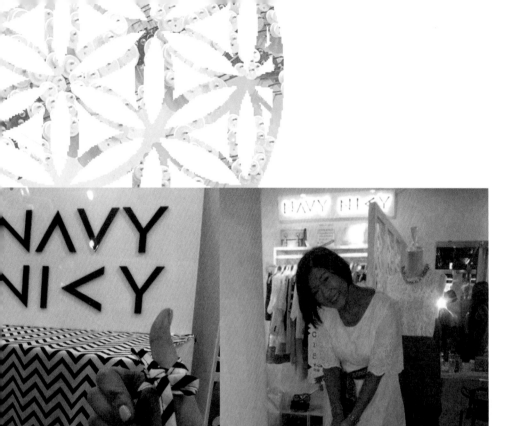

2013年7月服裝店NavyNicy開張日

　　　零絕望。給濕疹的情書

第二書

夏天請你不要來

第二書

夏天請你不要來

最高級的藥物與最強烈的反應

放空自己，學會哭
好想哭
原來自己一直沒有面對
人類的感情真難懂
對一個人的依賴如果中毒太深，自我要往哪裡找？

2014年6月24日

使用類固醇已有十多年時間，今年初夏時濕疹爆發已按不住了。醫生給我最強勁的藥膏和藥物，情況也不見得有改善，究竟我還要繼續下去嗎？是時候嘗試其他方法嗎？要搜索西醫治療以外的方法，坊間流傳好多我聞所未聞的自然療法。以往深信只有藥物才能醫治濕疹，現在似乎有了新希望。我，願意嘗試。

第一天初試油拔法

早上醒來後立即實行油拔法。被推介的冷壓葵花子油應該可以用上好一陣子，每次一湯匙的油份量不多，第一次難免會不習慣滿口油的感覺。在口裡不停把油滾來滾去約十五分鐘後吐出來的油竟然真的變白了，一整天過

後飢餓感都減了不少。連續多天的試驗後，身體多處出泛紅腫脹，眼邊，脖子，大腿膝蓋等情況反覆。

白天睡意極濃，整個身體又軟又困倦。白天時我還頗精神，可以好積極處理好多事，還以為晚上較易入睡，誰知道我又失眠了。

把藥丸換成中成藥，把類固醇換成蘆薈和紫雲膏，以往的護膚品一概要丟棄。沒有防曬霜的日子，失去昔日的安全網，同樣是對皮膚的愛護，兩者竟然是互相矛盾，這一刻我是如此無助。

2014年7月6日

第十天的油拔療法，我終於撐不住要請病假了，晚上皮膚痕癢得幾乎沒睡，大腿位置更是一大片紅疹，發病時沒有類固醇，媽媽見狀只好替我塗上燙火膏（silver sulphadiazine）

2000 夏 /與濕疹邂逅/ 患上濕疹

2014 夏 好轉反應期 第1次爆發

冬 休眠期

2015 夏 反彈期 第2次爆發

冬 適應期

2016 春 /擁抱濕疹/ 康復

試試看。媽說它有消炎作用，果然一會兒就不癢了。雖說只要沒有類固醇就好，不過化學品嘛，還是可免則免吧。

晚上入睡一會又乍醒了，持續五天都不能好好進睡，今天早上情況變嚴重了。天氣悶熱焗促，患處又腫又紅，每天出門上班變得極艱難。下午還被派到中環的畫廊送文件去，天啊，猛烈的陽光真不留情面，皮膚被照射得痛極了，唯一的慰藉是畫廊主人邀請我欣賞了進行中的畫展：毛旭輝的《家長倒下》。 炎夏……就不能放過我嗎？

在網上看到一篇關於濕疹過來人的網誌分享，作者在過程中有幸認識了心理層面的治療，如淨化呼吸法可以放出負能量，調整情緒壓力。感謝上天又帶給我一個新的希望，現在的苦痛也許是一個好機會去正視自己內在的問題。趙若連自己都沒有好好愛護身體，我又能怪誰？

2014年7月30日
濕疹日記第30天

好轉反應間病情一直反反覆覆，可以確定是油拔療法發揮了效果嗎？幾天後發熱睏倦得路上一直打瞌睡，一連串的身體反應叫我如何應對？

從導演嚴浩的養生網誌得知死海鹽浸浴對皮膚問題療效顯著，幾天前開始浸浴，濕疹風疹果真有好轉！ 又一大舒緩敏感的新發現，感恩！

期間感覺到渾身是風，試過拔罐、艾灸、按穴，腹部怎麼仍舊冰冷呢？隔日早上的紅疹看來消退不少，就放膽嘗試以布緯療法代替早餐吧。結果一發不可收拾！當晚風疹強勢來襲，體內那股寒氣是我從來沒有過的，整個人彷彿從冰箱走出來似的，敏感得一點風吹都不能接受。外面是七月炎夏，體內怎麼像寒冬？我的身體怎麼了？短衣短裙沒我的份兒，現在更是孱弱得只有長衣長褲為伴。三十度的高溫下，我披上圍巾，戴上口罩和墨鏡，棉質的薄外套緊貼手上的潰傷⋯⋯⋯香港的夏天真的適合我居住嗎？

為了能順利上下班，每天我都得乘坐計程車往返。每次從住處經過西區海底隧道到上環的設計所，帶著不斷抖震的身軀，望著窗外風景，那怕車內廣播有多嘈雜，心內還是一片沉寂。

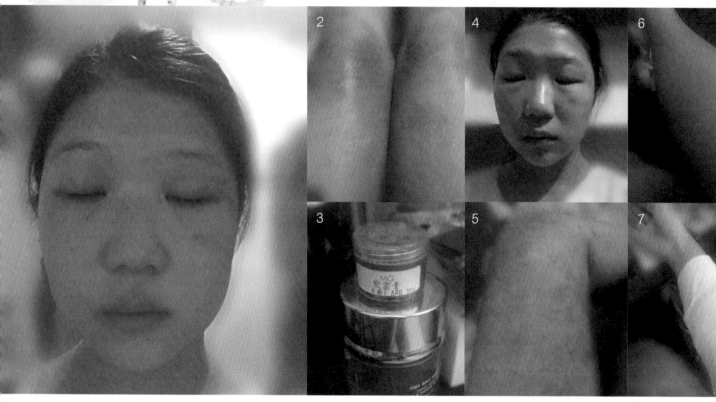

#1 油拔法7天後的情況

#2 #5 大腿上和膝蓋的紅疹

#3 紫雲膏和椰子油

#6 #7 右手前臂的風疹，用抹手紙浸濕礦泉水敷上手可以止痕

幾日後，症狀有輕微好轉，按一下浮腫的皮膚，泛紅處剎那間白化，渾身冰冷感。紅疹較日前平伏不少，顏色由紅轉褐，胃部和腹部回暖一些吧，臉上紅腫消退了可惜觸感還沒有回來。有時候感覺到麻痺。便秘問題解決了，這時身體開始出紅點有點痕沒什麼大礙。

已經好一段日子沒有用皂洗澡洗髮了，只用清水刷身的效果真令我驚訝！我嘗試按摩身體，發現四肢的酸痛消失了。往日淋巴不通的地方痛感散去！最神奇是乳房四周的淋巴都推得平順了，這是多麼鼓舞！不過乳頭的流液體和紅腫的情況持續，有時十分的痕癢，還是右邊癒合較快呢。有好轉時一按乳房發覺乳線不再腫脹，兩天前開始有膿液流出的地方隔天長出新的皮膚，是好消息呢！

被帶到醫館見中醫師，醫師斷症說我肺脾腎虛屬濕寒，難怪我有時會抖一抖，頸同腳最嚴重，又乾又痕。

前一天晚上在夢鄉竟夢出風疹，沒什麼大不了吧，我的皮膚已經好乖好聽話，至少……今天我能重回巴士的懷抱。

觸動由外流向內的感性
雨後彩虹
感受喜悅
深刻地賜予我無限動力和希望
是被我的勇氣感染嗎？我竟能夠這樣正面地影響他人
眼界大開了 人冷靜了 滿足的原因不同了 感恩

2014年8月7日

身體不同部位的不適原來與皮膚有密切關係，好開心多處皮膚都好多了。

紅腫處消退後開始變乾燥。只是右肩不斷地發炎還真討厭！只要患處發

炎，連相應的皮膚都變差。到底是身體正是好轉期所以肩膊又酸又痛？是

自癒吧！

今天是第四次覆診，醫師說我的病情有好大進步，真的好感恩。

這次病發確實讓我對身體了解多了，徹底改變了我的生活習慣，包括生心

理的療癒。閱讀《空腹力革命》解開了導致實行半日斷食*失敗的原因，原

來自己一直沒有好好聆聽身體的感覺和需要，有些時間我根本不感飢餓，

想突然改變飲食習慣真不容易！

為了擺脫打瞌睡上班族的稱號，定必改變飲食習慣！明天要運動！運動！

You are what you eat!

2014年8月11日

出狀況之小記錄

經過多番觀察大概知道哪些習慣對皮膚的反應，也包括好轉反應：

1.吃生冷的東西會使腹部寒涼，濕疹惡化

2.吃番茄會出狀況，一連兩天進食有番茄醬的飯餐，服用中藥後未見效果

3.每天早/晚進食亞麻籽油對皮膚復原好好，早上服用後晚上就見傷口結焦

癒合

4.早午餐減少份量至七成或不進食會更有力工作，睏倦感下降！

2014年8月15日

同時得兩位醫師治療 日服四次藥 始料未及的無常

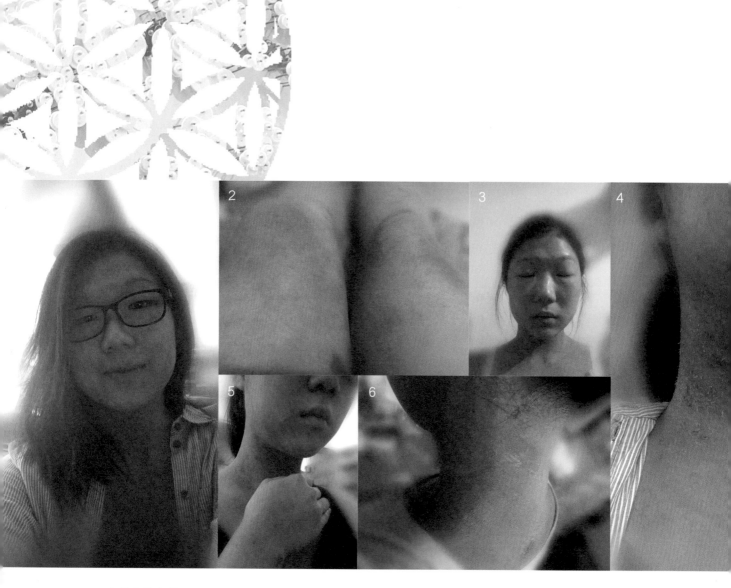

#1 難得的自拍照
#2 大腿上的紅疹
#3 第13日油拔法
#4#5#6脖子上的濕疹，乾燥紅腫

前一天自拍成功，第二天濕疹又把我弄得半死，沒完沒了！血燥浮腫臉上紅腫脫皮，雙腿尤其嚴重，日間使勁地塗上潤膚霜後皮膚有如蓋上一層蠟般，臭哄哄的包裹住身體，黏得我渾身不自在，是吃了導致有過敏反應的食物嗎？

上天為何不肯讓我好過點？自從不再採用主流西方的治療後，與家人意見存在非常大的分歧。難道你們就不想多了解我的想法嗎？難道你們就不能把反對的聲音換成關心和支持？要找一個願意理解我的苦也許是天方夜譚……明明服過藥後就康復不少，何以孤獨的抗戰讓風疹再度肆虐？濕疹，求求你，別再侵襲我的脖子和雙腿好嗎？送我一晚安睡可以嗎？

就算像個小丑也要見一見朋友吧！不吐不快！感謝你們鼓勵我要自己決定治療的方法，還好我一直在觀察自己的身體狀況，為自己作最好的決定。

今次月事比上個月來的辛苦。下腹腫脹有酸痛感，跟服了不同的中藥有關嗎？快到中秋還是吃素好了，下星期搬家才是大事！

看不到的彼岸，康復之日離我有多遠？光芒極微弱，還是眼睛不給力？

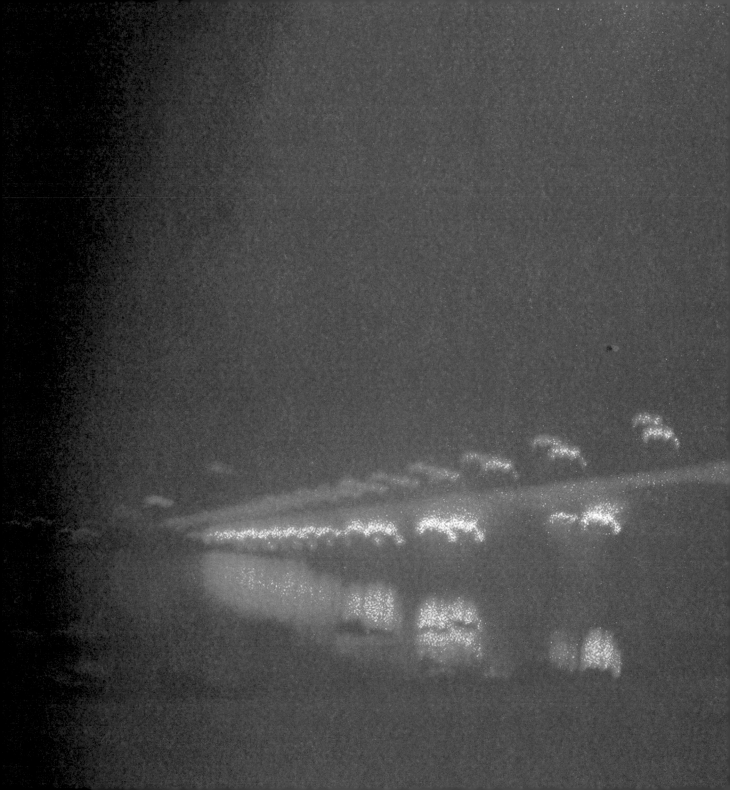

The whole universe believes in YOU.

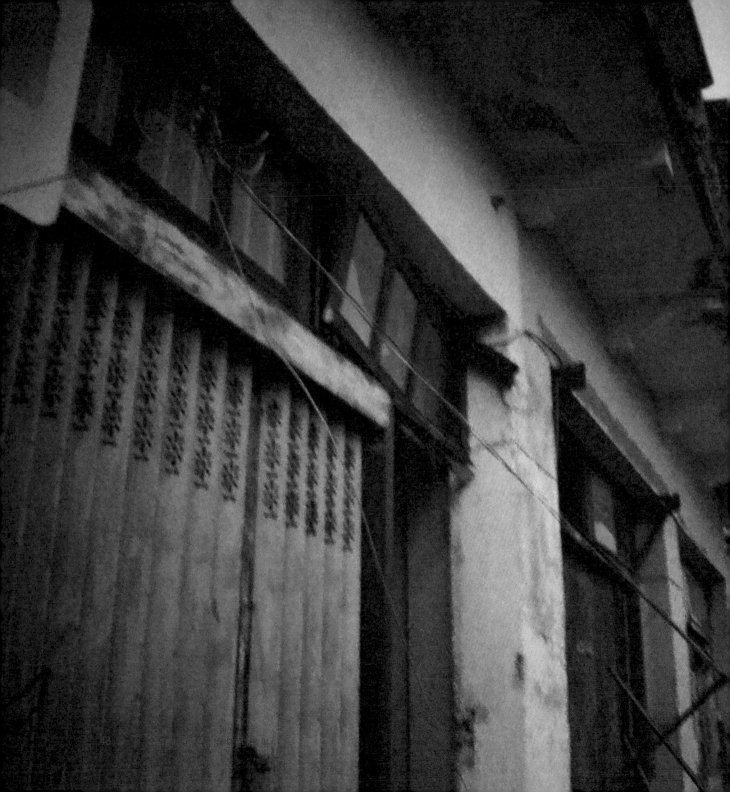

2014年8月20日

停止油拔法的第7日 發現壓力作息影響甚大

濕疹已折磨我兩個多月，一直使用的油拔療法是元兇嗎？

停用油拔療法已一星期，四日前不慎咬到嘴唇邊長口瘡了，往日每天早上油拔2日就治癒了，反觀這次卻幾天後仍潰瘍。

終於要搬家了，收拾雜物的壓力比工作更大，壓力一壓下來身體狀況又要變差了。晚睡、食慾旺盛、嗜睡……早上起床遲了，運動又做不多。

這兩天工作堆積起來更不用說，幾天以來感覺到狀態大不如前沒有氣力。

感謝月事幫助排毒，經期完結後又紅又乾的皮膚減退了轉化成一點點的水疱。

家，要是搬到更貼近大自然的寧靜，心若隨之而清明，藏於空中樓閣。

Break. The Flow

衝。氣

無形的空間彌漫著有形的情緒波浪。黑暗中我看不見更摸不到，放肆的失控的在孤寂中抖震。究竟何方神聖能穿越我設下的屏障？我會知道嗎？

零絕望。給濕疹的情書

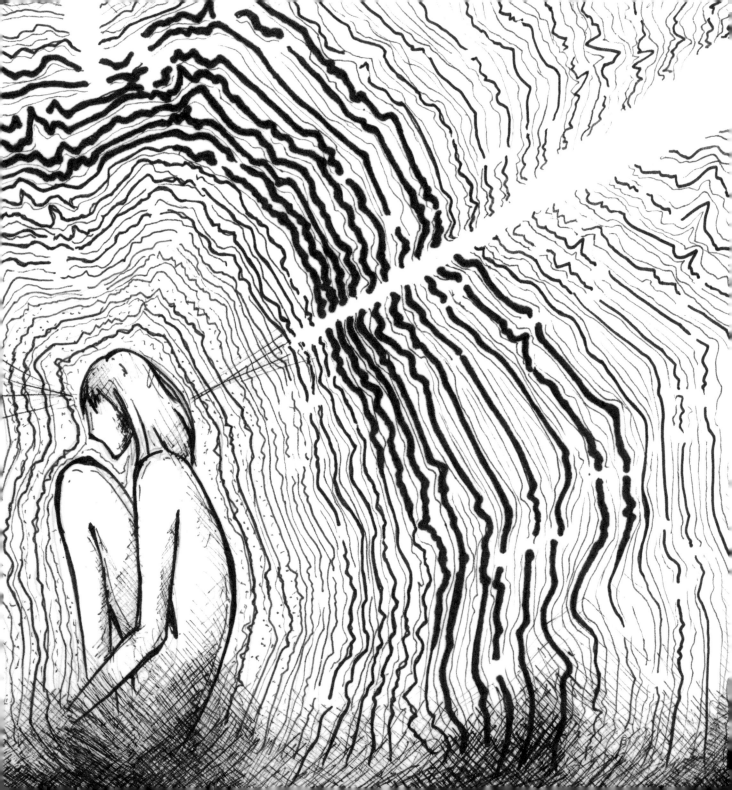

一個啟動身體自癒的密碼
第一次 心好酸
第二次 心開始痛,兩行眼淚
第三次 心揪著痛,淚已不受控
第四次 心如止水 好平靜 停止哭泣了

2014年9月4日

放輕放慢來吧

維生素C和B雜到手了,接觸了葛森療法,從書本《救命聖經》中解構了細

胞營養的治療根據就是代謝療法。原來細胞缺少了營養會導致不少身體的

毛病,治癒有望心情總是興奮的!

我不斷努力讓自己記住:每件事都是一點一滴累積的

難道到了這個時候我還要不明不白嗎? 明白了再向前衝吧!

2014年9月8日

新的中醫師診症說我是營養過剩吃太多。

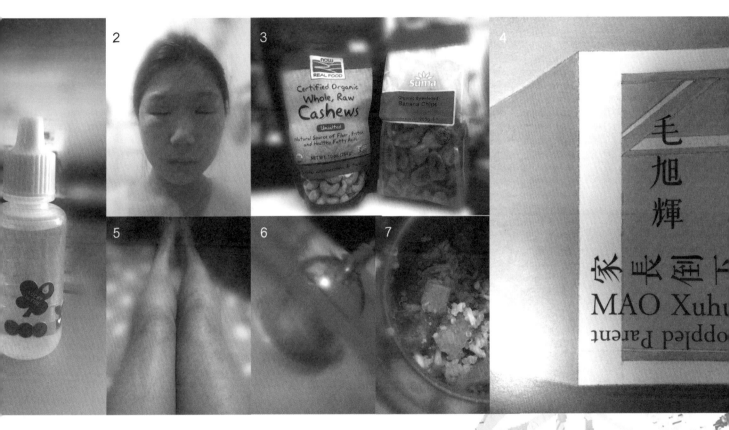

#1 方便攜帶的椰子油

#2 #5 大腿和臉上的紅疹

#3 有機腰果和香蕉脆片是我最愛的零食！

#4 毛旭輝《家長倒下》畫展

#6 拔罐 #7 每日例牌午飯（蕃薯糙米飯）

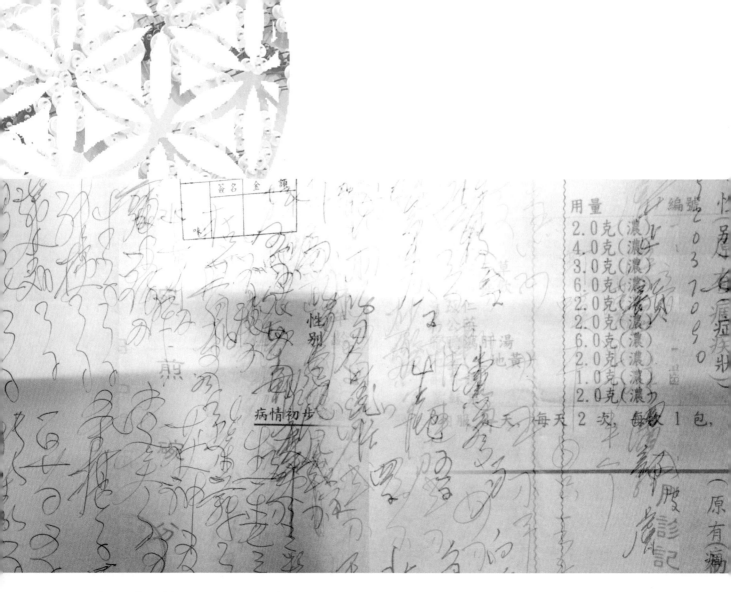

每隔天就見「你」一次，我是太掛念你吧

（中藥藥方）

我蠻喜歡他的診斷，終於可以名正言順地辟穀。簡單戒掉寒涼食物如蔬菜生果，早餐以蘋果搭配薑母紅糖紅茶是安全之選。

2014年9月15日

重拾半日斷食

果然就如醫師所說的營養過剩，原來吃或不吃都會令胃部感覺不適，這種飢餓叫假飢餓，進食只會令我更餓。

2014年9月23日

轉季再遇風疹，左肩發炎後，左邊脖子的淋巴結變平坦。臉上的暗瘡消去，觀察全身最嚴重的膝蓋、小腿肌一帶，右腿依舊潰爛，減少食量試試看吧。飲用水克菲爾已有一段時間，濕疹未見惡化，不能証實網友的傳聞。最近晚了休息沒運動，飲食沒節制，加把勁！

Life is full of choices.

and I choose

HAPPINESS.

給無常的情書

患病是身體需要休息的警報。因為休息的關係，生活的節奏突然慢下來了。

這時，好好利用機會重新了解自己了解身體，極具學習的意義。要掌握身體發出的訊息，最簡單不過的定必是每天記錄大小狀況。記錄的資訊可以大致分為3類：思想(Mind)、身體反應(Body)、習慣(Life)

Mind：每天的想法、發現、啟發

Body：身體的情緒、感官感受，例如：痛楚、痕癢、暈眩等等，採用治療後反應和進展

Life：生活上的小習慣、模式

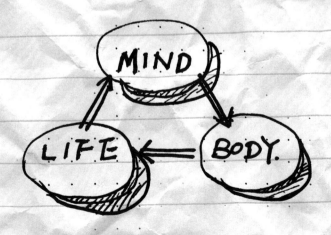

通過一點一滴記錄下來，注意自己的情緒和壓力，漸漸地你會留意到自己的模式和想法。了解是建立信心的重要因素，有自信地為自己做決定，自由地選擇，還有什麼要恐懼？一個真正快樂的人是好難生病的。這是我在康復的過程中最大體會。

自己的病自己治療，做自己的治療師就是這麼一回事。濕疹也是心病的一種，為自己而治癒吧。封閉了濕疹的痛苦，假裝沒事的出現在人群中，相對的我連快樂和喜悅都體驗不到了。過往我不知道有誰可以瞭解我的孤獨，走過來發現有很多人都有一樣的體會。不要怕，你不是奇怪的生物，勇敢地解開心底的矛盾，做你自己。

有多少次失落想放棄時，記住你的堅持是何其重要。康復不是奢望，你正在找回生命的意義。

進入生理休眠 與真心溝通

第三書

進入生理休眠 與真心溝通

活著－我的心

洶湧澎湃
光穿透混濁的結界
壓力極破壞
萬事俱備只欠堅定的心

2014年10月1日

十一斷食營

茶湯水我照單全收。

今天活動頗劇烈，天朗氣晴，風和日麗，濕疹並未惡化，只見一點紅疹帶輕微痕癢。

只喝湯汁不會餓，肚子有時發出咕嚕咕嚕的聲音未有強烈食慾。

說到排毒，周博士跟我剖析了濕疹的人的性格。感謝你坦誠直白，一切都來得剛剛好。

你說皮膚的病人都有三種心病。皮膚的作用是保護身體、表現身體。有皮膚問題的朋友總覺得自已保護不了自己。一是認為自己經常被人欺負。

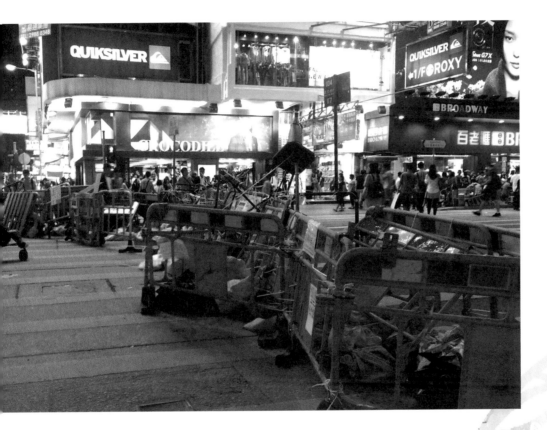

2014年最動盪的時期，途經旺角時拍下
我想，濕疹康復之時，這邊廂會怎麼樣？

2000 夏	/與濕疹邂逅/ 患上濕疹
2014 夏	好轉反應期 第1次爆發
冬	休眠期
2015 夏	反彈期 第2次爆發
冬	適應期
2016 春	/擁抱濕疹/ 康復

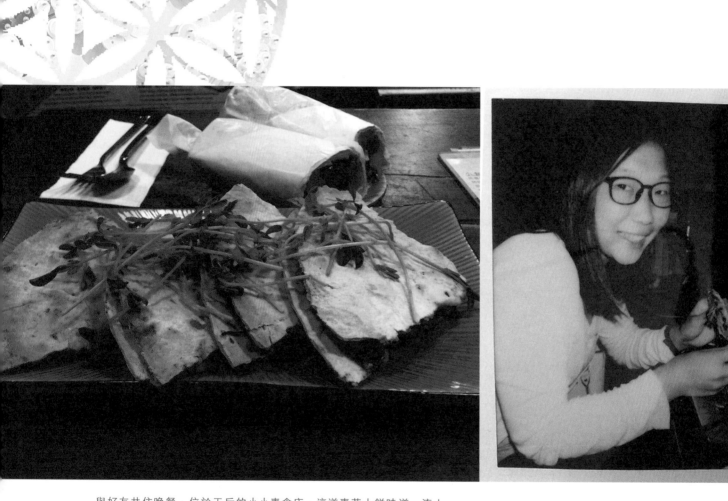

與好友共住晚餐，位於天后的小小素食店。這道素芝士餅味道一流！

　　　零絕望。給濕疹的情書

二是非常介意自己的外表，介意別人怎麼看待自己。三是對自己沒有信心。

我呆若木雞，對於第一點未確定，但第二及第三點真的準爆了！

被你的剖析打進內心，我憶起往日的畫面，心裡的聲音經常跟說好介意，原來這就是萬惡之首。當我跟別人表示「我其實沒有信心」的時候恐怕沒有人相信，是濕疹在給我提示嗎？

三個月的時光，我放下了多少？

原來就是對我身體好的表現

Amazing！

2014年10月4日

對沒有辦法撐下去的自己……

出營後的兩日天飲食已回復到放縱時代

一些原本在消退的位置

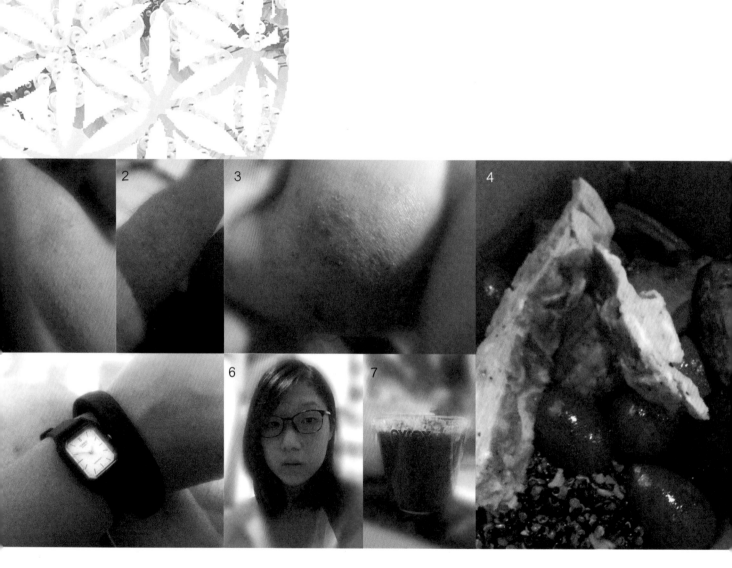

#1 #2 #3 局部位置的濕疹，消退了不少

#4 Mana Fast Slow Food 沙律盒子，混合5款配搭

#5 送自己的小禮物：手錶和智能手帶

#7 果甜味道剛好的晨叶綠果菜露

現在又變得紅腫了，是放肆不理的後果。

好討厭這樣的自己!

說好的放下我卻輕易給忘記。

好吧，現在就重整旗鼓，讓自己重新上路吧!

2014年10月6日

濕疹會吃膩嗎?

早上起來本看著又白又平伏的四肢，沒想到活動一番後又紅又癢了，動不

動就流汗的體質有辦法醫治?拜託汗線大哥不要排汗好嗎?

醫師斷症時一大堆虛寒 不斷詢問我是否吃太飽太多了還是吃了寒涼的食物

我想我是死定了對吧?

是昨天全日不停吃果仁的果嗎?

被醫師責備了一餐內不能吃太多，總之就是要讓胃部餓著!

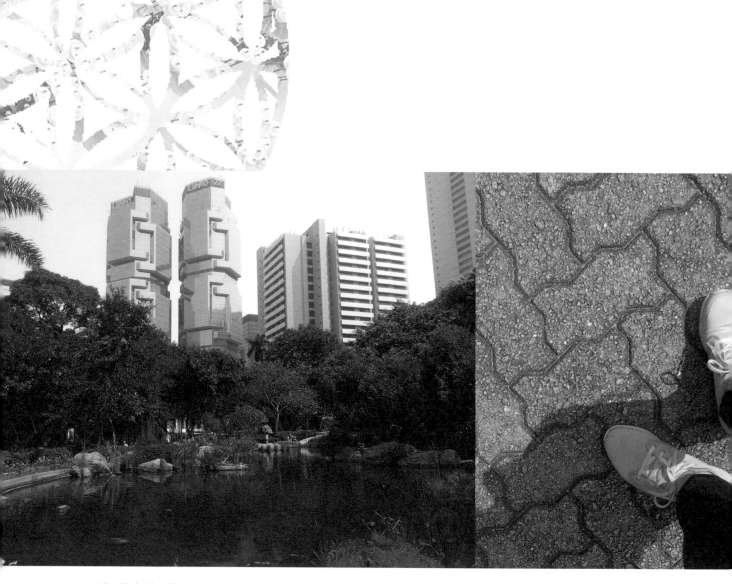

烈日當空到工地視察，天氣雖好但我不想「同陽光玩遊戲」！

　　零絕望。給濕疹的情書

我是吃貨我是吃貨我是吃貨，要怎麼忍耐？

聽說多用薑一定會好的，用薑、蔥、蒜要磨成蓉，薑粉沒有功效的。薑蓉可以送飯，飯菜要減量

不怕一萬只怕萬一，洗衣時若未能洗去化學品會刺激濕疹，所以禁止穿著貼身衣服，現階段只能穿著寬鬆的衣物吧。

這邊廂才決心要戒掉澱粉質，那邊廂就要用薑蓉送飯……究竟我應怎麼吃才對呢？我還能吃嗎？昨天排出泥漿似的排泄物，感覺腹部輕鬆，排泄後皮膚上紅腫減退。謎底解開！ 元兇是果仁吧！

看來得好好計劃一個星期的食譜，既省錢又省時間

我相信康復之日一定會來的！我一定會好起來！ 我確信我已掌握讓自己康復的方法！去吧！

All I Have......Graditude

幸福。點滴

把看到的嗅到的聽到的觸到的幸福紀錄下來，

幸福，原來就這樣簡單而純粹。

我今日……幸福了嗎？

All I have . . . . Gratitude . . . !

讓情緒解心結 – 一個堅定的信念
無限能量盛放
無盡思海湧現
無名無聲道來
無窮情感流動

2014年10月13日

記住最重要的 放下沒關係

今日列表一堆要買的東西，想說最好是互相交換吧，環保嘛。

回家路上在反省。

啊，我又忘了現時最重要的：康復、健康的身體，

心裡清楚錢財都是身外物不能包裝修飾更多，什麼名牌子、衣著、飾

物……等等都不能滿足我。

我要是能從心出發欣賞自己，是真正美麗的心，

好幸運我現在明白了知道了，

今天終於鼓起勇氣脫下眼鏡。

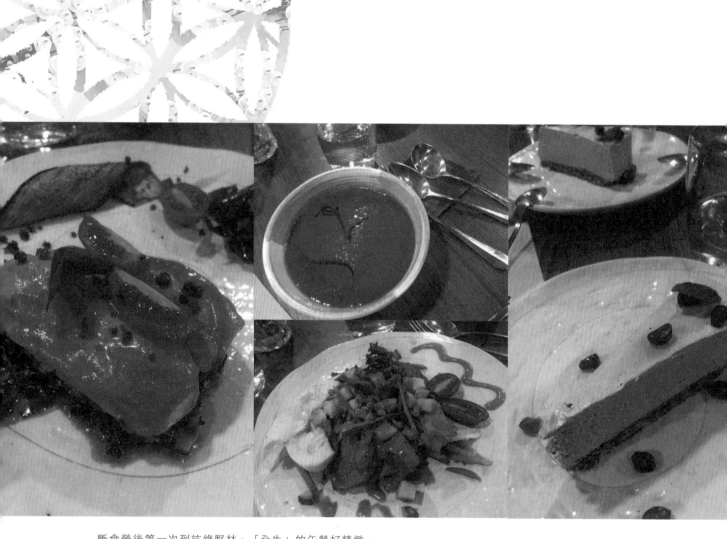

斷食營後第一次到訪綠野林。「全生」的午餐好精緻。

　　　零絕望。給濕疹的情書

在鏡子前笑一個，

開始感覺不錯，

對了，素顏也挺好的，

感到未有過的快樂。

2014年10月14日

天亮驚見右邊身軀潰爛

右手的痛癢感把我一早叫醒，轉季的間奏叫來了風疹。

我立即爬起來跑到冰箱前。

天還未亮吧有鳥兒的歌聲伴外婆精心炮製的醋薑片。

我想，換上棉質長袖外套，好便回復平靜吧。

妙問：

1. 昨晚吃太多蔬菜類？

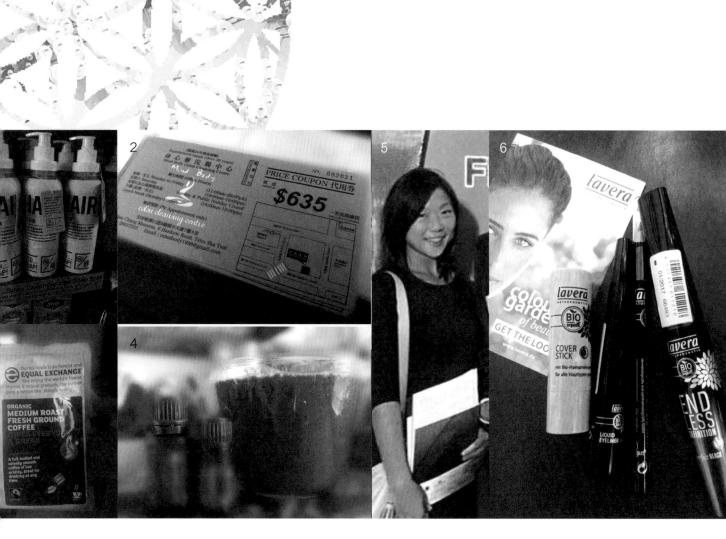

#1 so soap 環保有機洗髮水

#2 #3 健康腸道的法寶：浣腸和灌腸

#4 加入精油的綠果菜露

#6 #7 在中環擺花街的Global Wellness Lavera 是德國護膚品牌子。入手眼線筆、遮瑕膏、眉筆，睫毛膏，全部都好上色。

2. 今早發現心愛的包包發霉有事煩燥所致？

3.只用幾片薑爆發排毒反應？

2014年10月18日

向自己提問

被邀請出席商業宴會，面對這個樣子的自己，又苦惱又緊張。

盛裝赴會可真是個難題，

找翻整個衣櫥，還是一貫沉穩的黑色中長裙最合適不過。

皮膚不再白滑雙眼浮腫還在臉上塗塗畫畫？點解點解點解？

鏡裡映照的我比自拍的有好大差別

我歪斜的臉完好無缺的反映在自拍照中

憶起小時候媽說我躺臥的樣子不怎麼好看，我頓時嚇了一大跳！天啊，這

句話讓我埋下討厭自己的種子嗎？我的眼睛不可愛不討好，內雙眼皮過顯

得沒精打采似的，就算昔日肌膚亮白我也沒有好好欣賞，

現在回想起來我就是討厭這樣的自己，之後我的臉開始歪斜了。

憎恨的想法好像沒有停止過，

身體反應了心念，我討厭什麼，它就用其他方式來呈現。

歪臉就歪臉吧，反正不少名人的臉也不完全對稱。

過去會打扮時看上去得體多了，可現在身體正在復元，外表上加分是獎勵

深深感受到這個星期的壓力如何擾亂生活的節奏，皮膚的問題就由戒掉吃

果仁的習慣開始吧。

每晚上床前加入靜心打坐和甩手功*加速康復吧！

我在用自己的力量康復中，以此為傲！

2014年11月15日

晨間進行咖啡灌腸感覺特別好，感恩已掌握到節奏和技巧，輕鬆多了！感
覺S型腸道內的宿便排出來了？早上進行腸道大清洗，整天都感覺清新有活
力。

咖啡灌腸快兩星期了，擔子彷如宿便一樣被排走，體內被掏空了，皮膚重拾光澤。我得堅持呢！

與好友一同到佛堂唸佛。

好好記住那贖罪的心，腿越痛越堅持要唸完整。雙腿被壓得痲痺，解放後電流太兇猛了，強烈流遍全身。

腿腫痛得不能入睡，

靜下來休養好嗎？

我害怕再次回到過去痛苦中入睡。

Flower My Life

我的生命之花

我看見一大片的花花世界，好多好戊密。我聚
焦於眼前這片鮮艷的花海，而這片奪目的花
海，也成為了我的焦點。

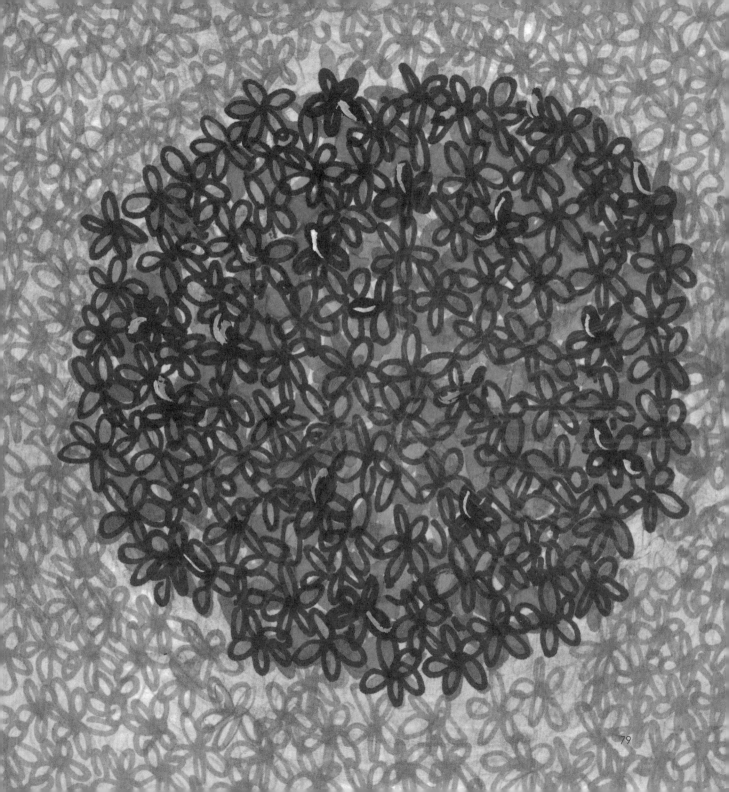

大冒險！面對生命的挑戰
知道要改變的下一步是準備改變
還不如來個《每日一變》
我願放下多少？改變多少？感受多少？接收多少？
You Never Know

2014年11月19日

咖啡灌腸三星期的成果：好轉反應

我以為這是因為落地盤和轉季所影響到的

手臂上點點紅疹多分佈在關節位置

風疹還未消退，鼻子過敏得厲害，身體抖震發冷

被厚厚的棉衣包裹住還未感暖意

戴上口罩進睡

結果焗出一身大汗

汗液停留於皮膚上癢得要命！

我⋯⋯只求睡一覺安穩而已

隔天醒來後風疹消退

手被我狠狠地抓傷

流鼻水的情況停止了

這次排毒反應的徵兆是腿上的傷口依舊，手上出現一大片風疹，整個過程不算辛苦吧。我能好好觀察身體，有信心了解真實狀況，為自己療癒。

《每天5分鐘，腸道按摩不生病》

原來我們的情緒與腸道的健康有密切關係，宿便只要一天不清走，心靈都會受影響感到不安。都市人容易累積壓力，下班後藉美食來發泄，腸道何來健康？只稍五分鐘竟可以舒緩壓力？看來我得改變策略替媽按個十分鐘。

2014年11月26日

好感恩身體逐漸地恢復過來 就算發疹也不會害怕

真正深入地了解過身體後，明白排毒反應是如此美好，跨過去就好了。手

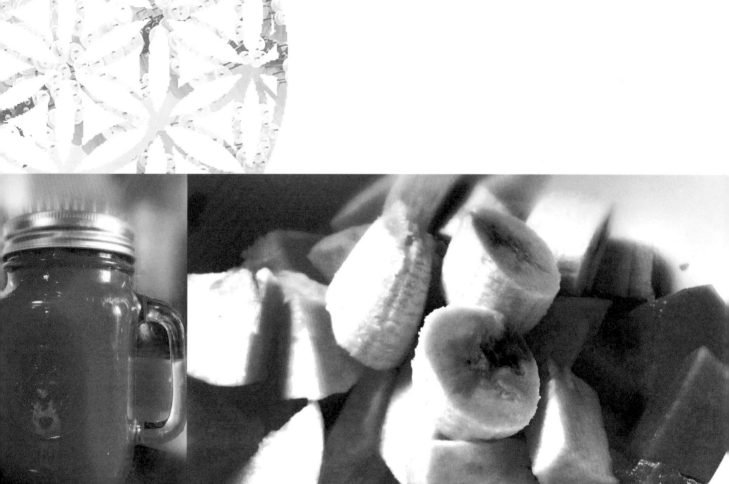

今天的菜露把綠色變走，換上甘橙色新衣。 新口味配搭：香蕉 + 蘋果 + 木瓜

上傷痕纍纍，傷口正在結痂，接下來的三天斷食是好玩又期待。

星期四得花上整天視察工地進度，想起了心有戚戚焉。每一次的視察與平日洗澡一樣需要極勇敢面對，明知山上有虎，逼於無奈下闖進工地吸入大量致敏源，運氣好的濕疹不發作，倒霉的話與玩火無異。

加油！

2014年12月5日

感激。珍惜

我們能好好惜眼前人眼前事物吧，相遇皆無巧合。

第四個國度有時間決定一切，讓我拿出抓住機會的勇氣。

感激。

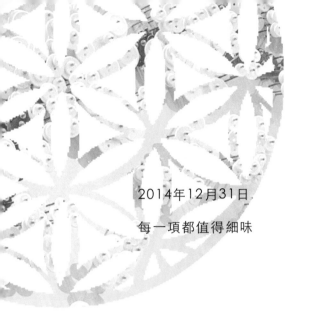

2014年12月31日

每一項都值得細味

Here are 20 things to let go of in order to reach un

1. Let go of all thoughts that don't make you feel
what you truly want to do. / 3. Let go of the fear of
itself. / 4. Let go of regrets; at one point in your li
go of worrying; worrying is like praying for what yo
accountable for your own life. If you don't like so
Let go of thinking you are damaged; you matter, o
your dreams are not important; always follow your
all the time; stop blowing yourself off and take car
ing everyone else is happier, more successful or b
journey is unfolding perfectly for you. / 11. Let go
see the world. Enjoy the contrast and celebrate th
future with your past. It's time to move on and te
should be. You are right where you need to be to
you want to go. / 14. Let go of anger toward ex lo
cause it is over doesn't mean the love was wrong
you've done the best you can, and that's enou
happen; we learn the way on the way. / 17. Let go
on your abundance. / 18. Let go of trying to save
thing you can do is work on yourself and stop focu
by everyone. Your uniqueness is what makes you o
your body or the number on the scale. Who you are

piness.

d and strong. / 2. Let go of feeling guilty for doing
n; take one small step and watch the path reveal
hatever" was exactly what you wanted. / 5. Let
nt. / 6. Let go of blaming anyone for anything; be
ou have two choices, accept it or change it. / 7.
d needs you just as you are. / 8. Let go of thinking
et go of being the "go-to person" for everyone,
f first … because you matter. / 10. Let go of think-
an you. You are right where you need to be. Your
there's a right and wrong way to do things or to
nd richness of life. / 12. Let go of cheating on your
ry. / 13. Let go of thinking you are not where you
ere you want to go, so start asking yourself where
amily. We all deserve happiness and love; just be-
o of the need to do more and be more; for today,
t go of thinking you have to know how to make it
ey woes — make a plan to pay off debt and focus
people. Everyone has her own path, and the best
rs. / 19. Let go of trying to fit in and be accepted
/ 20. Let go of self-hate. You are not the shape of
nd the world needs you as you are. Celebrate you!

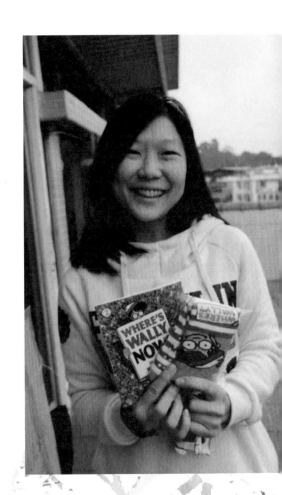

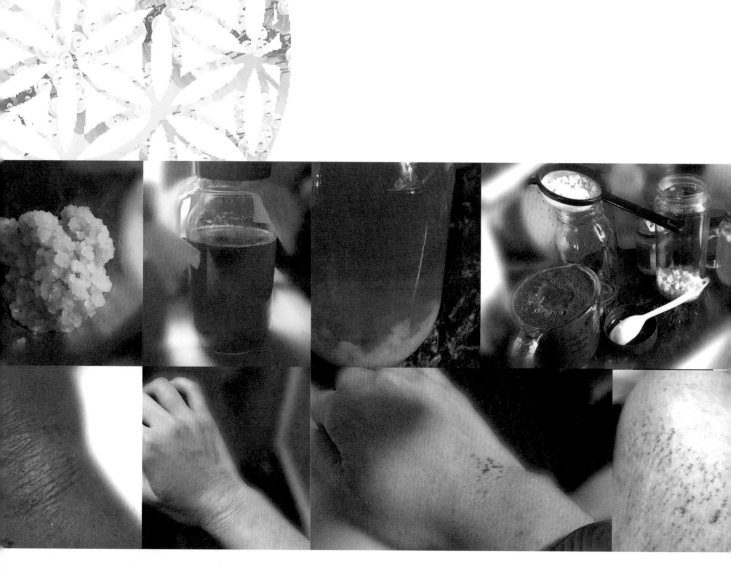

上行：每天都要飲用的水克菲爾

下行：紅疹傷口結痂了

2015年01月4日

障礙？是挑戰吧

你再度出現是我的年結挑戰，一路走來我十分介意自己容貌，與你為伴，我竟自卑到討厭自己合照中的樣子。花時間去比較、不開心、苦悶絕對是無補於事。這樣我有進步改變過嗎？

12月份吃得放肆，情緒也不受控，變得依賴。2015年始修心養性，記住身邊已有足夠的愛吧。我愛家人朋友，愛身體和心靈。發掘內在的力量，成為有能力面對一切的女人。我不可能回頭。

還要苦了自己嗎？抱更大希望，消除對自己強烈的質疑。

我相信可以，相信方法見效，請所有不安離我而去吧！別浪費青春！

2015年01月06日

一個月嚴格執行 讓自己歸零

早晨清新自在，肌肉酸痛散去了，間中流鼻水，工作中的我竟然還做出一

貫水準！

放縱一個月對生心理影響甚大，被你牽引著情緒，執著只會阻礙。

設定方法（經驗和他人指導）／相信方法／相信自己／行動前先清晰自己／享受成果！

半年的時光沒有白過，得到你的支持，我放心把心情交予你。放手，放下。人總認為自己太重要，放得自己太大看宇宙好渺小。心若太累，先騰空一些位置處理其他事。

生病了康復不能強求，感到痛楚就療癒，別把它放心上。信方法信自己有效運用時間，斷食的副產品是果斷的決定。不如挑戰食生一個吧！愛上現在的生活，愛伴侶家人朋友，一再肯定自己的力量。

2015年01月06日

One mind. Don't know

坐禪有感，遲到了先在另一個房間打坐，行禪時間才加入人群。

我鼓起勇氣請師兄拍香板，心裡高興。今日衣衫單薄，師兄還會替我蓋毛巾。那一刻雪中送炭好溫暖，感動得眼濕濕，苦澀隨眼淚流失，感謝坐在對面的師兄誇我姿勢得體呢。

師父講課教我們兩種快樂：相對的快樂和絕對的快樂。

物質和別人的事是相對的快樂。治癒濕疹的日子中明白幾多的物質都不能使人長久快樂，搭配在身上看似漂亮 ，事實是它們大部份功效都是做給別人看旳戲。

相對的快樂只會為自己增添煩惱。相反，和宇宙行動一致才會得到絕對的快樂。心與行動一致、投入、活在當下，心定心靜心安

問自己：我是什麼？不知。

打破認知的框架，放自己自由，成為任何人和物。感謝我活著。

2015年02月23日

病，只是過程

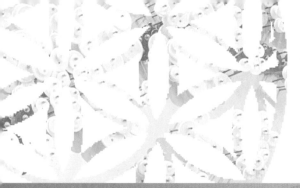

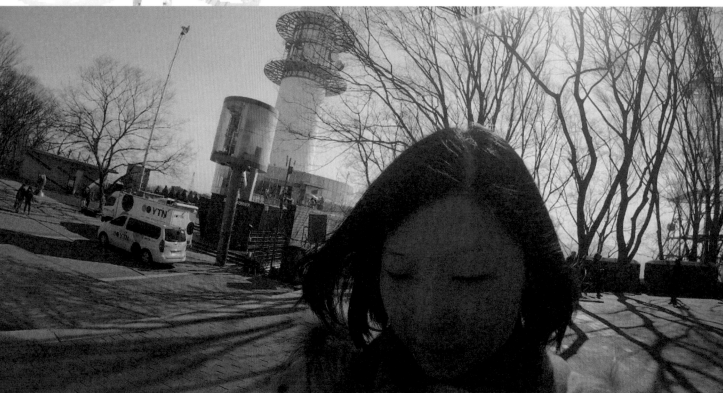

2015年2月 寒冬下的首爾塔。
患病後初次旅遊，冷天氣最適合濕疹朋友

從韓國旅遊回家後病一直不好，發熱、頭痛、喉嚨痛、乾癢、咳嗽、鼻炎、頭痛、臂部腫痛、腹痛……一堆病痛都比爆發濕疹好！身體響起警號，經歷小毛病也不致苦痛。

2015年03月01日

每日一變 ：坦白 放下 思考 體會

無悔地面對，好輕鬆無壓力，只要信不要問。

2015年03月03日

每日一變 ：接受新事物，放下偏見，走出框框。人生就是累積的修行。

2015年03月06日

每日一變：了解到目標和行動關係，接受原是放下，生活尚有好多讓我學習!

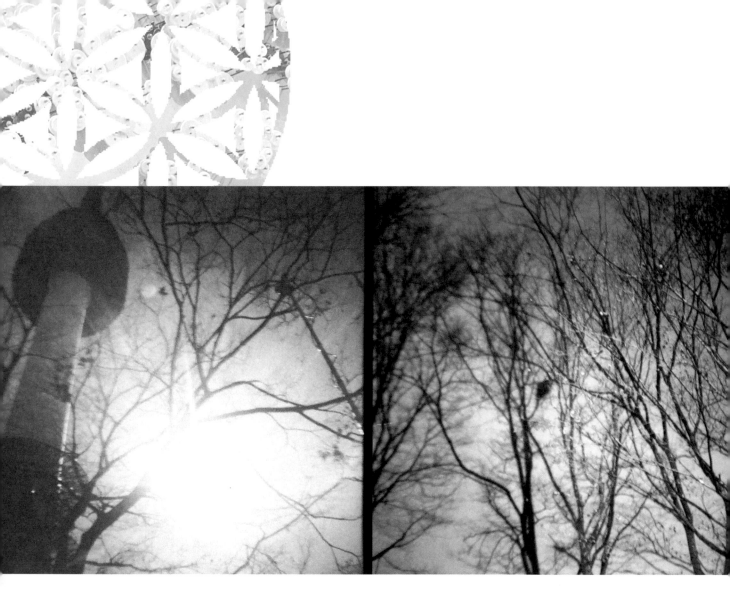

　　　零絕望。給濕疹的情書

給生命的情書

I Love You

I' m Sorry

Please Forgive Me

Thank You

（Ho'oponopono 荷歐波諾波諾 夏威夷精神療法）

皮膚是我們最表層的呈現，用以表達自己。

如果……你刻意壓抑，甚至變得麻目，

皮膚就會替我們的心把埋藏的感受表達出來

感謝「你」保護了我

讓我明白到我是我情緒的主人

我才是生命的主角

我能夠自愛

每一天、每個片刻都可以給自己力量，送給自己的魔法語：

（深呼吸，靜下來）把右手手心放在心胸上

深呼吸，說出（也可以心裡默唸）：

我在這裡。我愛你。

（I'm here. I love you.）

這是安撫心靈的能量。感恩。

第四書

接納自愛的力量 春天的收成期

第四書

接納自愛的力量 春天的收成期

回到最初的皮炎

雨天霹靂
阻力越大經歷越多
一股推動蛻變的力量

2015年03月13日

回頭感受更多

春天的身體報告如下：（每天的日常程式）咖啡灌腸......禪修......工作......艾灸......護骨運動......感恩......休息

春天病灶現，未必是身體差了，彷彿又要經歷一年前的事：身體疲累精神不振。

2015年03月15日

每日一變：可以坦誠向朋友承認自己意向，真的無比的興奮！放下只要一瞬間，經歷卻是一輩子。

2015年03月17日

每日一變：別人的評價有悲有喜，要在虛幻和事實間區分，親身經歷是必然吧。我努力克服恐懼，明白、接受、體驗，再發熱發亮。

2015年03月19日

每日一變：愛上自己的特質，似乎於生活的問題上有頭緒了。放鬆向前望不會緊張了。

2015年03月22日

每日一變：對事件的本身質持一種態度，以觀看嘗試的心看待，接收到截然不同的。

萬物隨著時間改變，不要懼怕面對任何異見，堅持自己，作應該作的事。容許時間善意的禮物，種下春天收成的果。

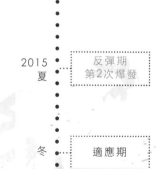

2000
夏
/與濕疹邂逅/
患上濕疹

2014
夏
好轉反應期
第1次爆發

冬
休眠期

2015
夏
反彈期
第2次爆發

冬
適應期

2016
春
/擁抱濕疹/
康復

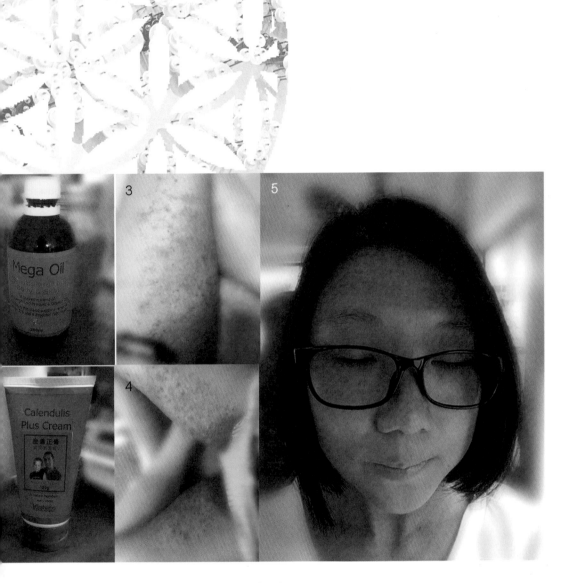

\#1 \#2 MEGAOIL和金盞膏是消炎好幫手

\#3 \#4 大腿上內側的濕疹擴散得恐怖

\#5 出席朋友的大日子，戴上眼鏡以免嚇怕親友

晚上的教訓打擊好大，我得靜下來消化嗎？面對失敗、積極改善尋求最大進步空間，走出自己的舒適圈。

先不要鑽牛角尖吧。

2015年03月23日

每日一變：傾談間映照出自己標準蠻高，苦了別人也苦了自己。約定俗成的定義掌握在手裡，調節心態之餘慶也替自己高興，學習平衡，把優點加以發揮。

2015年03月25日

每日一變：把想法付諸行動的力量多美好！設定目標起步，計劃從來就趕不上變化。設計以實際環境一直改動，寫下來，試跨出第一步。

原來 ，I am capable

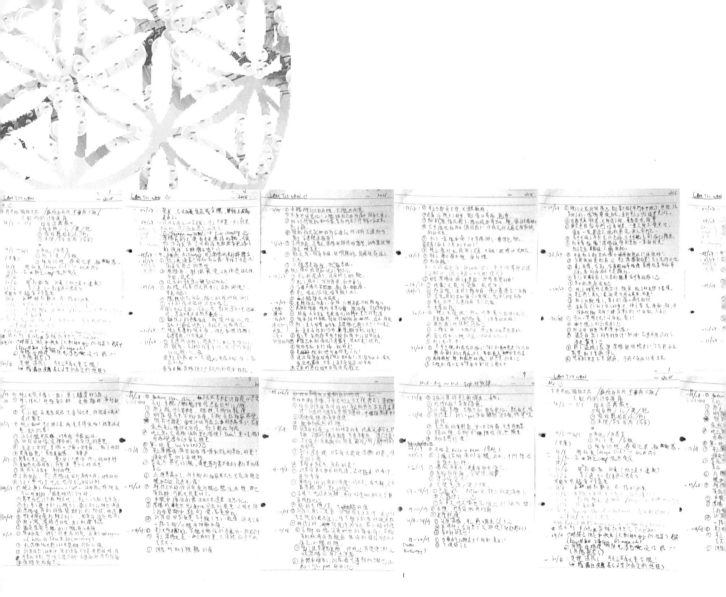

因為害怕，所以記下
因為記下了， 所以不害怕
怕什麼？是怕新的方法再一次令人失望吧

晚上的教訓打擊好大，我得靜下來消化嗎？面對失敗、積極改善尋求最大進步空間，走出自己的舒適圈。

先不要鑽牛角尖吧。

2015年03月23日

每日一變：傾談間映照出自己標準蠻高，苦了別人也苦了自己。約定俗成的定義掌握在手裡，調節心態之餘慶也替自己高興，學習平衡，把優點加以發揮。

2015年03月25日

每日一變：把想法付諸行動的力量多美好！設定目標起步，計劃從來就趕不上變化。設計以實際環境一直改動，寫下來，試跨出第一步。

原來 ，I am capable

2015年04月01日.

每日一變：時機妙於，儘管我多麼渴求某事件如何發生，也敵不過本命的安排。從一篇情感智能的文章裡，愰然悟到昔日的影子。

數年前經歷家庭的關口，這年頭為戰勝健康和自我一仗，繞了一大圈，最後找回最真實的自己。

這段日子流過的眼淚和辛酸，感受特別深刻，尤如洋蔥一層層被刨開，最後的感動，教我悲喜交雜。

2015年04月16日

每日一變：開始一件也許會不完美的事：艾灸、寫信、記錄、工作、愛情……　漸漸融入別人的生活步伐，過程中極矛盾，平淡之間原來如此簡單，過去我有太多自我的信念和想法，容易轉牛角尖。

甘願平淡，也不失憧憬和熱情。獨特造出瞬間的轉變，不論真命非命，意識中找到自我的價值，感激一直守護在旁的人。

2015年04月19日

每日一變：從不間斷地分享，不停收到鼓勵祝福，無時無刻探索他人的內在。

提升自己多站在別人角度出發的能力，我尊重每個人的想法和選擇，讓不同刺激和思考充實自己。改變好美好，該前進吧！活著真好。

潛意識的畫面帶我找到站在舞台上優越感，意識知道自己不屬於這個舞台，不是我的路吧。喜歡與別人比較，是我痛苦的根源。

既然每個人皆獨特又能幹，又何必執迷於無關痛癢的小事上呢？

坦率承認我是誰成為生命的課題，不管在愛情、工作、生活、家庭，我放下了嗎？勇於改變，想改就改，想做就做，最大的成就：我為我而傲！

2015年05月01日

天氣熱方知身子弱，熱天時毛病回歸，潛伏至今，濕疹究竟是病嗎？真不想把它當成疾病看待，是溫故知新的機會來了！夏至，挑戰隨之而來。

A Shoot of Awakening
一發穿越的覺醒

那道光永遠在黑暗裡穿透閃過，連接著地的是寬廣又無窮無盡的世界。我躺下來，讓剎那溫暖的光穿過心房，打開封閉長久的脆弱，安睡於神秘的國度。

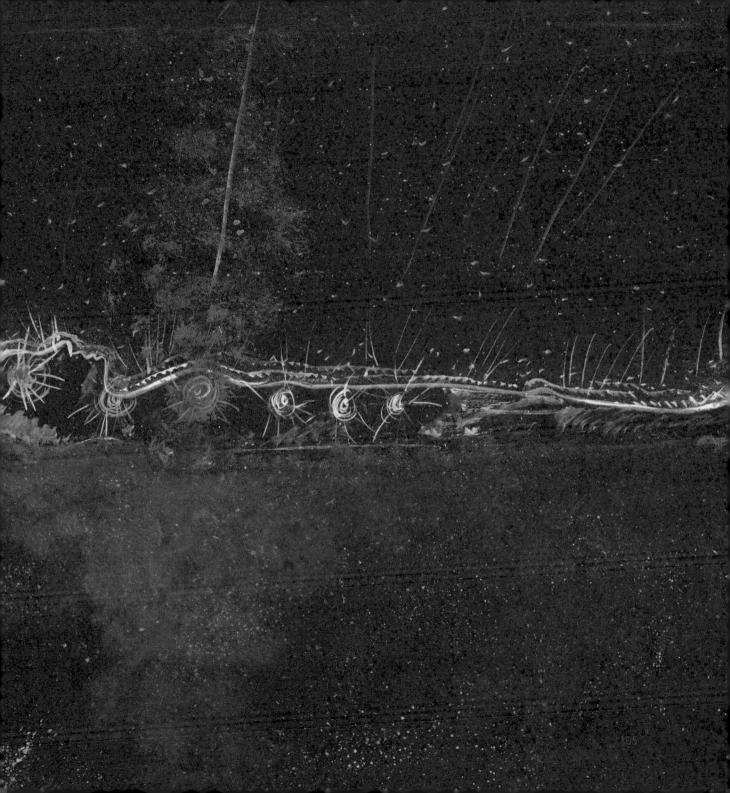

有一種能量叫愛，有一種力量叫愛自己
　　快樂十分簡單
　　不用理會別人目光
　　不必猜度對方心思
　　做自己 最好

2015年05月03日

每日一變：焦點若放錯了就把目光放更遠吧，調節心情，想法可以開放一

點多接受一點。環境若不容許人立即回應，就讓自己回到最初的承諾吧。

總之，不要強行把愛推給他人，把愛留給自己吧，所有事情就自然會被吸

引過來。

時間終究會過去，我還是充實地生活著。對，愛情並不重要，更重要是我

怎麼活。執著使我退步，來吧深呼吸！

2015年05月05日

要來的始終會來

臉上的濕疹要回來了！先確定到底是排毒還是真的把自己弄病？上星期開始每天飲用水克菲爾、綠果菜露，咖啡灌腸是標準的份量，排毒的日子特別強烈！大腿內側皮膚又腫又癢長滿紅疹，還好使用精油後有明顯改善。

每日一變：身體勸我放下回到自己。噢，我就放下吧。

人生漫長，活著就好，當下很好。

2015年05月05日

矇蔽的雙眼 我看見什麼

雙眼過敏腫呤撐不開，濕疹治癒中學會依照直覺生活，放聲哭泣後眼睛突然舒暢了。解開心結……嗎？

身體的回應得真快，感覺必須清理內心的垃圾，了結拖廷吧。

2015年05月05日

內觀前剖白

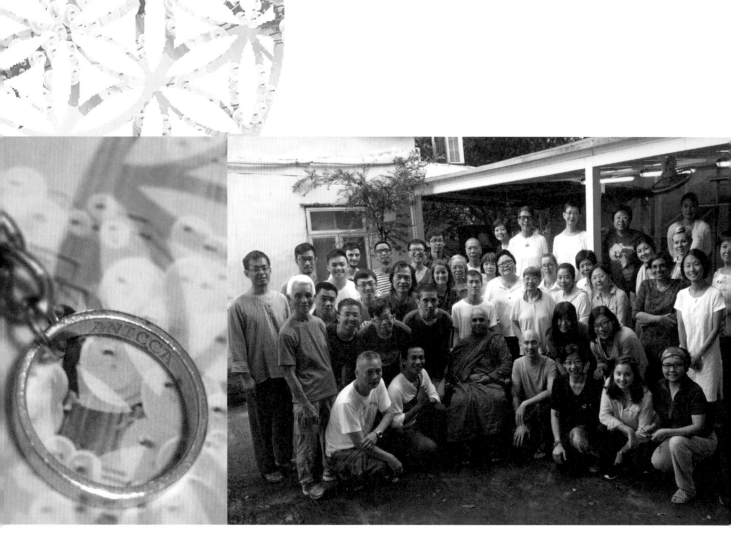

2015年5月到上水內觀中心修行

Anicca Anicca

感恩遇上同修之人。內觀靜坐是我康復路上其中一個重要環節。藉由專注自己的感官和內心，身體與心靈的連結給我一雙新的眼睛看世界。因承認痛苦而選擇面對之，是療癒成長的第一步。

對世界的恐懼，面上濕疹嚴重，感情關係惡化......堅定的信念可以多撐一會？我想了解自己，入營前對內觀課程抱有十分大期望，當下放下憧憬，不如切切實實地感受這十天的寧靜。

2015年06月09日

與其相信 不如實踐

汗流少了，身上紅疹少了，臉上額頭和眼蓋患處已受控，多謝周師傅給我信心，加油！接受內觀和Spiritual Chanting後，心裡平靜。清楚明白生活中只有我的皮膚是眼前重要的問題！只要它好起來，其他問題迎刃而解。Accept it! My eczema!

2015年06月13日

嚴重地臉部痲痺、發冷、皮膚發炎乾燥脫皮、臉紅發熱。排表寒的徵兆嗎？髮線邊緣和耳背流出臭液，胃痛得很。

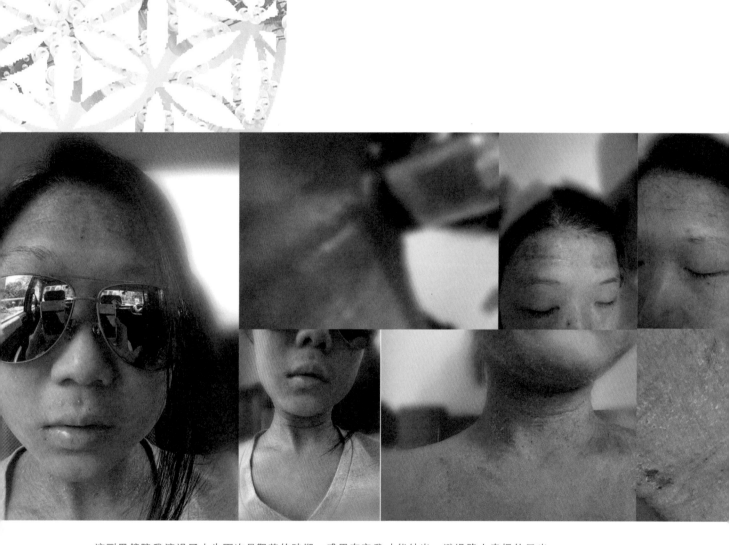

這副墨鏡陪我渡過了人生兩次最艱苦的時期。感恩有它我才能外出,避過路人奇怪的目光。

2015年06月22日

我答應自己：

我愛自己（I love myself）

我停止傷害自己（I will not hurt myself anymore）

我很漂亮（I am beautiful）

我很好（I am fine）

對不起我沒有好好愛惜自己（I am so sorry for being bad to myself）

洗澡時傷口好痛好痛，我不斷地對自己說「我愛你」、「多謝」、「謝謝你」！唯有釋放自己，才會改變！我擁抱自己，說聲謝謝。Rahul 老師昨天給予我能量治療後，頭一直刺痛。兩天的Ancient Massage 工作坊後，臉上紅疹散退不少，可惜皮膚依然乾燥疼痛。心靜就會好嗎？

老師的能量治療與一般的療法大不同。我躺下來合上眼睛，專注他手指發出的指示。過程中老師兩度要我感受頭部的墮落，不斷要我放開放手。要

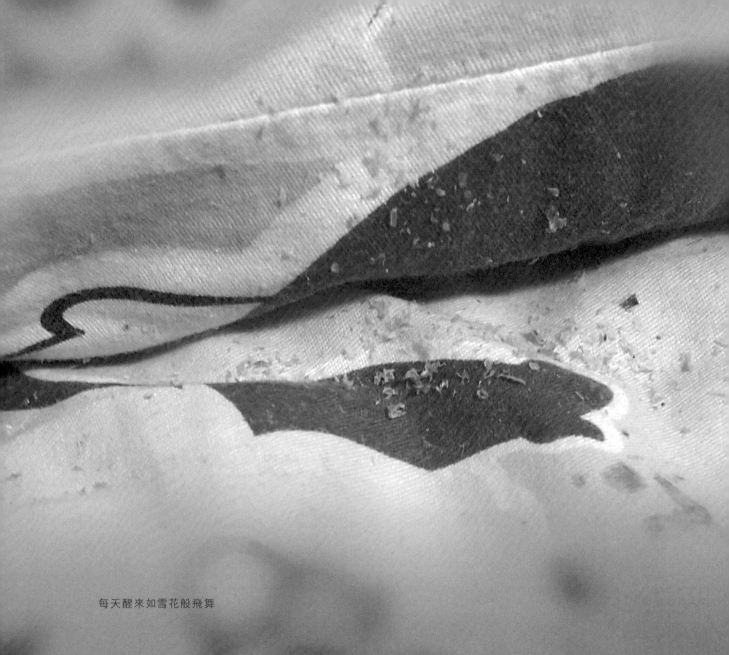

每天醒來如雪花般飛舞

怎麼放開？我一點也感受不到。老師中斷治療，他透過咳嗽吐出我過強的能量，他與我同步感受腦內刺痛，說我的腦部和喉嚨堵塞得好頑固好厲害：「 你如石頭般頑固，完全無法表達自己，也不會放開過去所有。你被過多期望而受苦。」我哭不成聲，有話說不了，不能夠做自己。老師接著回應我需要的是真正的愛。這時候工作坊的同伴給我好大支持，充滿正能量。我要重新振作，老師發功課給我：1. 回家後擁抱父母 2. 對相處有困難的人道歉。以上都不要帶任何期望進行，真正的用心是讓我原諒自己，讓自己自由吧！

今晚，我給父母擁抱寫信，給前度發電郵，嘗試放下自責和愧疚。既然受苦，還不如正面地受苦吧！

Suffer in a Positive Way

苦中作樂

我：我到底怎麼了？真的好痛好辛苦！

老師：你現在痛嗎？苦嗎？

我：當然！我可以做些什麼嗎？

老師：既然你在痛苦路上別無選擇，何不正面
地受苦呢？

You are suffering anyway. Why don't
you suffer in a positive way?

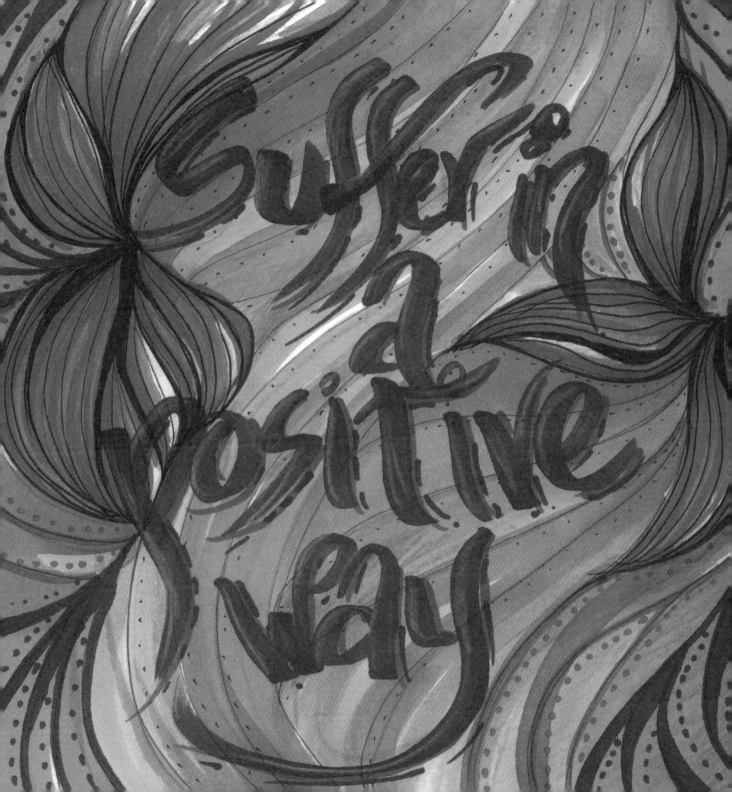

suffering a positive way

成為自己的治療師，動工吧！
Anicca（無常）-《生活的藝術》
在每一個片刻，組成身體的次原子微粒都在生滅之中
而心理的變化也一個接一個地出現又消失。
每個人內在的各種身心狀況，跟外在世界一樣，時時刻刻都在改變

2015年06月30日

恐懼要如何驅走？

意識！是覺知吧！一年內長時間活於恐懼中，沒有想過要放棄，對病情過多的期望，不會感恩知足。這樣就算照著《秘密》、《魔法》的指導也不可能心想事成吧。加入愛的元素，享受當下的感知，重新出發吧。

2015年07月01日

七一是Rahul老師回到尼泊爾的日子，想起兩星期的點滴，感謝老師用能量和愛啟發我。接觸能量療法，像發了一場夢，真實而夢幻。真實是能量的觸感，夢幻是情感的昇華。這是愛嗎？每天早上細聽老師的錄音，愛注

滿身體，充滿整個房間。愛喚醒了康復的力量。

跟老師道別後，回家如常地拔罐和艾灸。褐紅色的痂覆蓋著膿液，演化成「脂溢性皮炎」，不就是小學初患的皮疹嗎？終於，排除萬難，時光逆轉到初次的病症，脖子雖然不能動，臉上一大片傷口刺痛極了，我卻好高興、感動！感恩同伴的關懷支持我每天的練習。堅持！我一定會康復！

2015年07月05日

順利合格了！感謝上天的眷顧同事們的支持，成功掛牌前終於在午飯小聚。早上的平衡能量練習安撫緊張的心情，安心的考試。每天要感謝的事還不少呢。下午上班時以員工身份接受Biotherapy的治療，皮膚表面降溫後紅疹消退。

今天的最大突破是我決心使用老師的建議，以尿療的方式治濕疹。老實說心裡好抗拒，抖著手把藥棉浸泡尿液，覆蓋在

2000
夏 ── /與濕疹邂逅/
患上濕疹

2014
夏 ── 好轉反應期
第1次爆發

冬 ── 休眠期

2015
夏 ── 反彈期
第2次爆發

冬 ── 適應期

2016
春 ── /擁抱濕疹/
康復

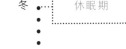

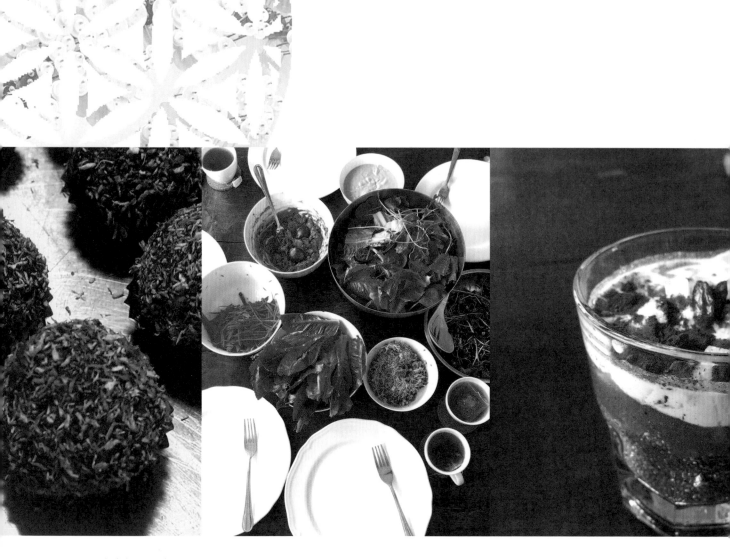

食生的世界繽紛燦爛

脖子和手上的潰傷。感覺好驚險呢！我實在未有勇氣把它塗在臉上呢！外敷一小時後，傷口真的加速癒合，腫起來的皮膚平伏下來！再深入搜尋尿療的資訊，我對它更有信心了！

感恩我比他人幸運多了！類固醇的反彈反應期一般為二至三年，緣份讓我遇上不少有心人，在他們的帶領幫助下，我比同類病人走得更快更輕鬆。感激生命中有你們的出現。

2015年07月20日

可惡，已有多久沒有趟著睡？坐在床上每小時都被頭部的重量給乍醒，包裹皮炎的藥用紗布經常掉下來，膿液和血水沾濕上衣床鋪。每個呼吸間的意識放在擺脫疼痛上，脖子上的神經還有喜悅的感觸嗎？ 睡前初試EFT (Emotional Freedom Techniques)舒緩情緒，讓混亂的心定下來。感恩身體容許我多做了幾件家事，雖然精神不在狀態，我仍堅持出席喬宜思老師的分享講座，拿到老師新書簽名呢。

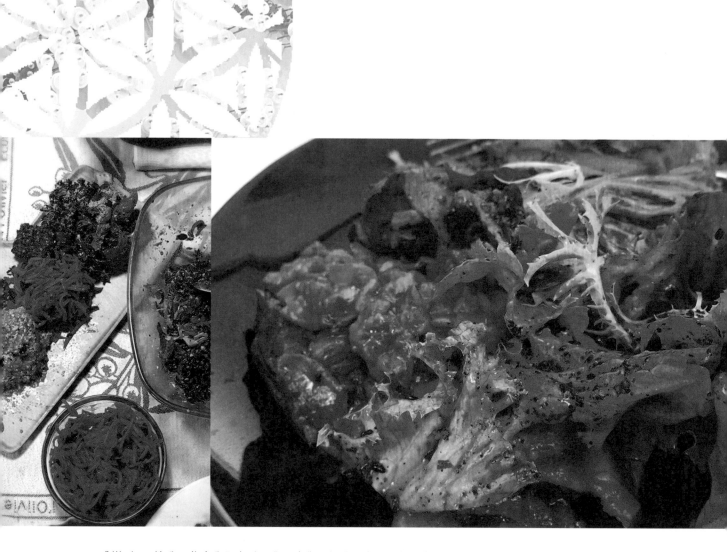

感謝chan讓我工作中學習享受，學習康復，修練原來可以如此有趣。

2015年08月02日

晴天為我帶來曙光，給我好心情面對每一天

所謂受苦期已好幾個月，拿出勇氣面對自己、家人和朋友，心態不同罷了。

壓力如何令一個人倒下？反過來成為推動力吧。

每天晚上一邊平躺著接地氣時一邊收聽吸引力法則頻道，整個人如此放鬆在小小宇宙中⋯⋯⋯原來開始新習慣沒有想像中困難，放下腦袋的聲音，傾聽身體的反應。問身體：我需要嗎？我渴望嗎？得到回應後的行動才是真正的選擇。

想太多沒有結果，踏出第一步才會有希望。回想每天努力對身心靈下苦功，若當初只求結果有意義麼？能感受喜悅和愛的事情就是動力。

眼淚是誠實的，感動無處不在。

看吧，我要攀上高峰！

Belief Believe

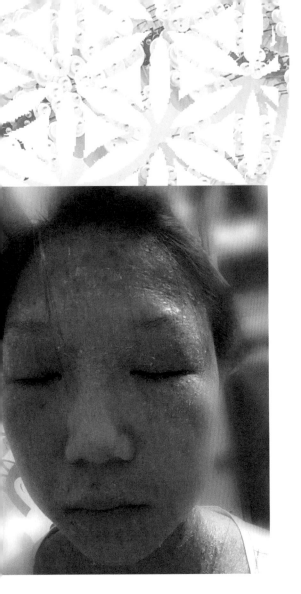
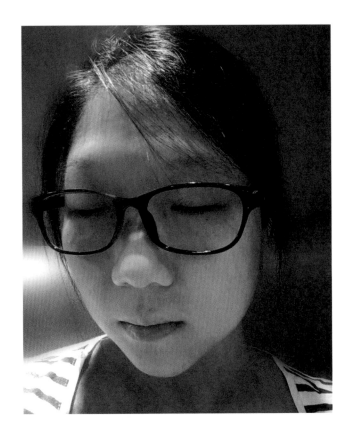

左邊是2015年6月拍的，右邊是同年10月的樣子。不到半年，我由怪物進化成為人類了！是奇蹟嗎？

2015年09月08日

重投運動懷抱

興奮又雀躍！今天下的團隊活動一夥兒打泰拳。逃避運動項
目超過半年，怕流汗令濕疹發癢發炎尾長。漫長的治療到了
九月份要加入運動元素，重拾健康生活態度，重新體驗運動
的樂趣吧。動不動就滿頭大汗的我，最愛有節奏的運動。流
汗罷了，濕疹不可怕！

欣賞同伴們的熱情，交手時擦出火花，傳遞激情，一出拳一
橫踢打動了我。

逃避熱愛的運動，如同封閉內心熱情的光芒。

二十五之夏，跌跌撞撞後因病而重生。幸福是遇上每一件感
恩的事都能記下來，幸運是經歷每一次災難都能活過來。人
生沒有跨不過的坎。世上最幸運的女孩非我莫屬。

2000 夏	/與濕疹邂逅/ 患上濕疹
2014 夏	好轉反應期 第1次爆發
冬	休眠期
2015 夏	反彈期 第2次爆發
冬	適應期
2016 春	/擁抱濕疹/ 康復

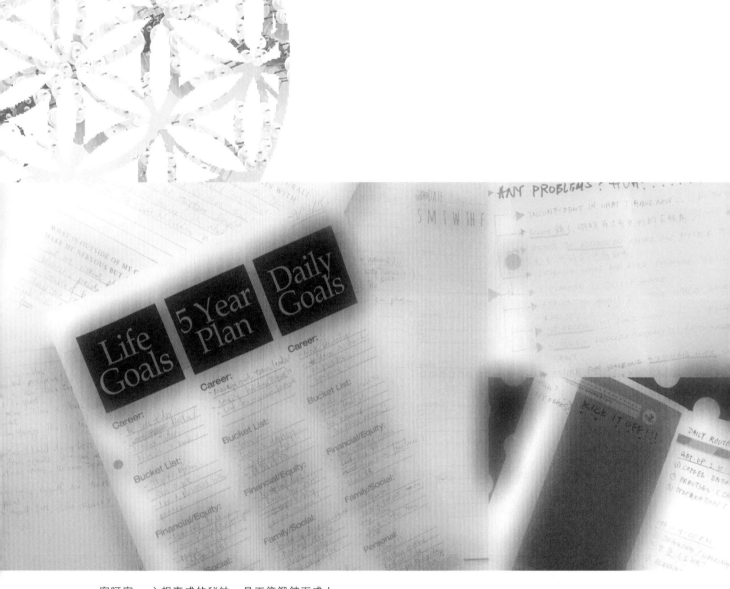

寫呀寫，心想事成的秘訣，是不停鍛鍊而成！

2015年09月16日

「嗡」(梵文：om)是宇宙的第一個聲音，清早練習發「嗡」音是送給自己的禮物。一日之計在於晨，練習「嗡」音時它的頻率與心的頻率互相重疊，共振的音頻洗去疲憊。有時會不自覺落淚，感恩的喜悅，帶我回到平靜。

雨後彩虹，一步一腳印，克服困難，來到今天是預期之外：

「你的時間有限，不要浪費時間虛耗在別人的生命中，不要陷入別人信奉的教條中，那不過是經他人思考過的結果罷了，別讓自己內心的聲音被其他人的囉唆蓋掉了。最重要的是，鼓起勇氣跟隨你的心靈與直覺，它們才知道你想成為怎樣的人。」－ 賈伯斯 (Steve Jobs)

靈魂告訴我不一定要受苦才學會的課題，快樂是感受萬物的真相嗎？

感恩（Graditude）傳遞宇宙的愛、朋友的愛、家人的愛，回歸內在，就是自愛！

釋放心中所想，留一個位置給我，再一次展現熱情。

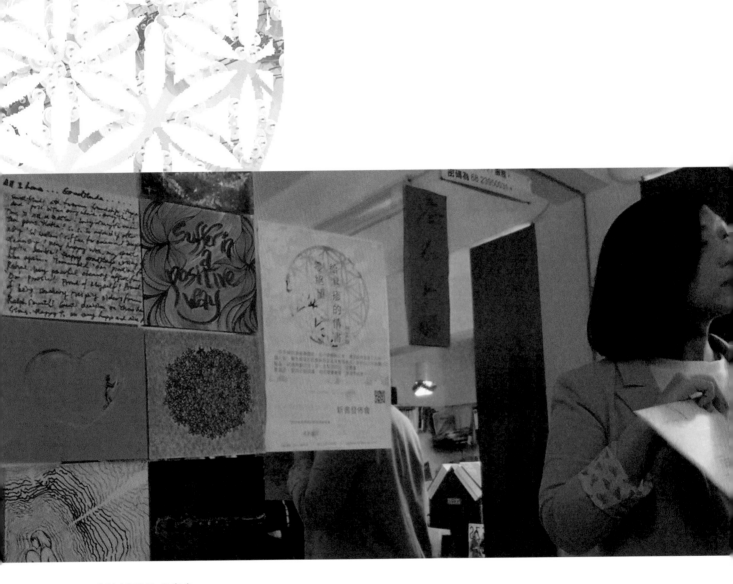

2016年2月 分享會

給自愛的情書

自2015年5月起又再一次進入準備閉關狀態。 濕疹回歸，大爆發維持了整整一季，身體各種不適帶我徹底地經歷了人生前所未有的低谷。身邊不少友人問我何以消失，我並沒有消失，只是當身體已經同真心對抗到一定程度， 就算我再有心也無力應對。

大爆發因排毒時期的好機會來了，我方知道多年來塗類固醇的毒害驚人。或許我是不到黃河心不死的人，就連用類固醇也是用到絕望才肯停下來。類固醇的可怕，十多年的份量要排出來， 過程太恐怖太痛苦。 停用類固醇就如同戒毒一樣，毒癮發作時唯有感受痛苦和恐懼，有如化妝品的藥膏經皮膚排出來時竟然臭得失眠，整個臉部、脖子和肩膊的皮膚發炎紅腫，不斷流出比尿味還要臭的體液，脖子上大面積流膿液，傷口不斷潰爛一直沒有癒合跡象。曾經歷有一段時間不能躺著睡，晚上癢得要命，手會不自覺

地抓損至流血，醒來後床單被鋪都是一撻撻黃色水漬和褐紅色血跡斑斑。

皮膚乾燥脫皮崩裂，一個月的時間裡不能轉動肩頸，雙肩肌肉再痛都沒有辦法按摩舒緩。六月飛霜是常見之事，家裡到處都是落雪的情境，每日起床後做的第一件事是清理地上的皮屑。而且香港的夏天最折磨我這種濕疹病人，出門不到10秒就出汗然後全身痕癢發麻，與陽光玩遊戲是不可能的事。

每天二十四小時中，我有絕大部分時間只能感受到痛和癢。每一天都要用加倍意志去抽離痛楚和絕望。那時候雖然知道我一定會康復，心裡卻經常質問自己到底幾時可會好，真的是太累人。辭掉了工作在家養病的幾個月時間我發現不少人都受類固醇反彈的苦，我在此真心奉勸大家千萬千萬不要再用類固醇了，原來十多年的濕疹其實只是使用類固醇的副作用，病狀

變成了紅皮症（RSS）。外國有不少受影響的病人都只能停用類固醇毒藥讓皮膚自然康復。康復期視乎過往使用量，由一年至幾年不等。（請參閱外國官網：itsan.org）我在過程中只採用自然療法，種類由生理到心靈以至能量治療也接觸到。我不放恐怖照出來嚇人，如果真的好想知就自己來找我吧。

然而，由2015年5月的內觀至同年6月中遇到老師，濕疹把我的內心推到最外面，讓所有人看見。旁人一向對我評價高，以為我是女強人，事實是內心不懂得接受別人的讚賞，更不會接受他人的幫助。我的皮膚展現了我的懦弱，換來別人的關心和支持，不論是陌生人還是一起學習的新朋友都為我加油打氣。當時老師雪中送炭，給我他的愛，教我如何好好愛自己，把內心壓抑多年的苦澀赤裸地呈現。當了一整季的鍾無艷，要我樣衰衰地外

出原來好輕易，對我來說已經沒什麼好怕。現在旁人都憐憫我的辛苦，但我卻感到前所未有的輕鬆。

I get my right thing at the right time。 這個所謂的病為我構成了天大的理由放下從前的所有。以往的工作、環境、關係、目標....通通都捨棄，人生到此竟可以進行一次大洗牌，是上天送給我最好的禮物。纏繞心裡的枷鎖被解開，想起過去自己的不自愛苦了愛我的人也苦了自己，如今我為能夠好好做自己而驕傲。期間實在受到太多人的恩惠和支持，特別是陪我走過這段路的戰友，我可以在攝氏35度高温的大熱天四處奔波，每天努力向夢想前進，就連白日夢也成真！

Everyone can be your teacher but only yourself can be the healer.。我不叫自己做病人，我並沒有病，只是剛好發生一件大事（也可能是小事一樁）要好好處理、學習。好好善待自己，好好愛自己，才能體會他人的愛。拿出最大勇氣去面對，感受當下，世界依然美麗。

Reach the Star

摘星

浮遊在夢幻宇宙，我的四周都被耀眼的星星閃
爍包圍住。抬頭望見一點正在墜落的星光，我
用力躍起，把星空舞台的射燈摘下來。

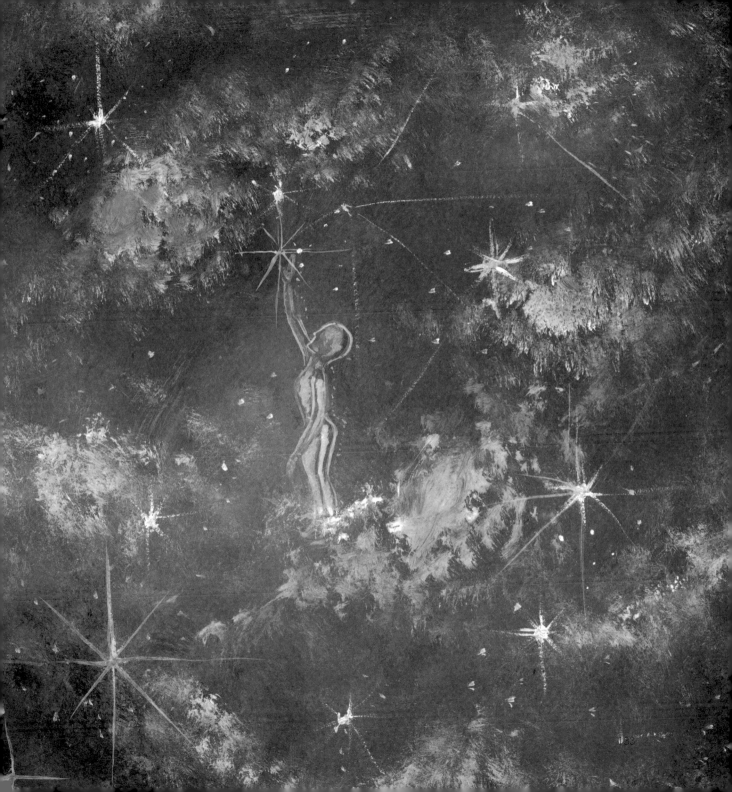

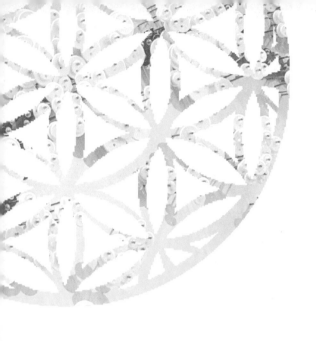

我的工具寶箱

實驗進行中

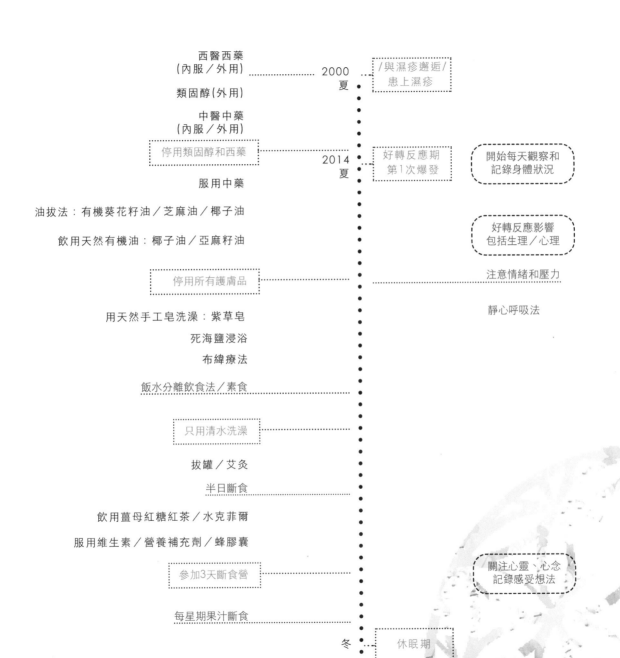

西醫西藥
（內服／外用） ·········· 2000
夏

/與濕疹邂逅/
患上濕疹

類固醇（外用）

中醫中藥
（內服／外用）

停用類固醇和西藥 ·········· 2014
夏

好轉反應期
第1次爆發

開始每天觀察和
記錄身體狀況

服用中藥

油拔法：有機葵花籽油／芝麻油／椰子油

飲用天然有機油：椰子油／亞麻籽油

好轉反應影響
包括生理／心理

停用所有護膚品

注意情緒和壓力

用天然手工皂洗澡：紫草皂

靜心呼吸法

死海鹽浸浴

布緯療法

飯水分離飲食法／素食

只用清水洗澡

拔罐／艾灸

半日斷食

飲用薑母紅糖紅茶／水克菲爾

服用維生素／營養補充劑／蜂膠囊

參加3天斷食營

關注心靈、心念
記錄感受想法

每星期果汁斷食

冬 休眠期

實驗進行中｜我的工具寶箱 135

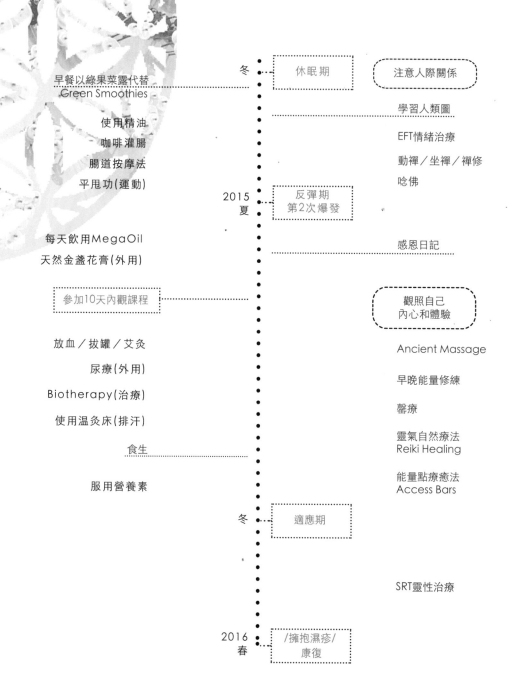

早餐以綠果菜露代替
Green Smoothies

使用精油
咖啡灌腸
腸道按摩法
平甩功(運動)

每天飲用MegaOil
天然金盞花膏(外用)

參加10天內觀課程

放血／拔罐／艾灸
尿療(外用)
Biotherapy(治療)
使用温灸床(排汗)
食生
服用營養素

冬 ····▶ 休眠期

注意人際關係

學習人類圖

EFT情緒治療

動禪／坐禪／禪修

唸佛

2015
夏 ····▶ 反彈期
第2次爆發

感恩日記

觀照自己
內心和體驗

Ancient Massage

早晚能量修練

馨療

靈氣自然療法
Reiki Healing

能量點療癒法
Access Bars

冬 適應期

SRT靈性治療

2016
春 /擁抱濕疹/
康復

參考資料

書籍：
溫度決定生老病死 （馬悅凌， 2008）
肌斷食：立即丟掉你的保養品及化妝品，99%的肌膚煩惱都能改善！ （宇津木龍一，2013）
拒絕庸醫：不吃藥的慢性病療癒法則 （安德魯·索爾著、謝嚴谷編審，2012）
它治得了你 （陳俊峰醫師 ，2005）
吃錯了，當然會生病！陳俊旭醫師的健康飲食寶典 （陳俊旭 ，2013）
發炎，並不是件壞事：陳俊旭博士的抗發炎治百病寶典 （陳俊旭 ，2013）
過敏，原來可以根治！：陳俊旭博士的抗過敏寶典 （陳俊旭 ，2013）
救命聖經·葛森療法：史上第一個成功的癌症療法，那些醫生救不了或放棄的人，其實還有機會活下來！ （夏綠蒂·葛森、莫頓·沃克，2011）
新谷弘實： 新谷式咖啡排毒法 （新谷弘實，2010）
每天5分鐘，腸道按摩不生病 （新谷弘實 ，2012）
腸道健康不變胖 （藤田紘一郎，2014）
不吃主食，救健康 （江部康二，2012）
空腹力革命 （[日]石原結實 蕭雲菁 ，2010）
回到你的內在權威：與全球第一位中文人類圖分析師踏上去制約之旅 （Joyce Huang(喬宜思) ，2014）

網站：
使用自然療法，可能出現的好轉反應
http://i-nature.uho.com.tw/articles8/2/122.html

周兆祥流動生命
http://www.lifeflowhk.org/

排濕毒有奇穴：找到身體的 "排污口" ，輕鬆除濕毒
http://big5.xuefo.net/nr/article14/137040.html

濕疹玩死我(濕疹網友的部落格. 一起交流醫病心得)
http://eczema-fighter.blogspot.hk/

ITSAN Red Skin Syndrome Support:
itsan.org

　零絕望。給濕疹的情書

感謝每一位在我生命中出現的老師

感恩有你們的包容

感激每一位讓我成長的天使

感恩有你們的愛護

2016 夏

零絕望。給濕疹的情書 書畫冊

作者－林芷韻
出版人－林芷韻
封面設計及內頁排版－ 林芷韻
電郵: natalielam324@gmail.com
印刷－藝壹數碼制作有限公司 (artone digital pro-
duction Limited)，深圳市美惠包裝制品有限公司
/2016年2月第一版/同年8月第二版(香港出版)
定價港幣138元

/鳴謝：周兆祥博士,Jeffrey Lee,Kenny,Lincoln,Ed-
mond,Kb,Cherrie, Maggie, Dr. Koala Natural
House
/特別鳴謝：藝壹數碼制作有限公司，深圳市美惠包裝
制品有限公司，綠野林，Alex Yeung，Sallie Chan

零絕望。給濕疹的情書-lovelettertoeczema.com